WIE MAN DIE KETOGENE ERNÄHRUNG DURCHFÜHRT, OHNE MIT DEM ESSEN AUFZUHÖREN

VERBRENNEN SIE IHR KÖRPERFETT IN DREI WOCHEN AUF GESUNDE WEISE, DIE EFFEKTIVSTE DIÄT ZUM ABNEHMEN

Jessy M. Brown

Inhaltsverzeichnis

Einführung: Kohlenhydratarme Ernährung

Um bei Gewichtsproblemen zu helfen und die allgemeine Gesundheit zu verbessern, wenden sich viele Menschen der Diät zu. Tatsächlich zeigen staatliche Statistiken, dass etwa 65 Prozent der Amerikaner übergewichtig sind, 38 Prozent aber etwas dagegen unternehmen.

Und laut einer aktuellen Umfrage der National Institutes of Health tun etwa ein Drittel der übergewichtigen Amerikaner, die versuchen, Gewicht zu verlieren, dies, indem sie weniger Kohlenhydrate essen, vor allem wegen der zunehmenden Beliebtheit von Modeerscheinungen wie der Atkins-Diät und der South Beach-Diät.

Obgleich es zweifellos andere kohlenhydratarme oder zuckerarme Diätpläne vorher gegeben hat und wahrscheinlicher ist, in den kommenden Jahren herauszukommen, lassen Sie uns einen Blick auf die Grundlagen hinter vielen der großen Pläne werfen. Und lassen Sie uns einen Blick darauf werfen, wie sie in die heutige reale Welt passen. Denn während es großartig sein könnte, den Zuckergehalt des Körpers zu reduzieren und gesünder zu sein, wäre es nicht toll zu lernen, wie man es macht, während man Teil dieser schnelllebigen Welt ist?

In der Welt des Instant Messaging sind die schnelle Interaktion im Internet und die ohnehin schon vielfältigen und hektischen Tagesabläufe, die Budgetierung von diätetischen Lebensmitteln, die Planung, Zubereitung und der Einkauf Themen, die zu Hauptstressquellen und Ursachen für Ernährungsversagen werden können. Der Umzug von Doppelverdienerfamilien und anderen superbeschäftigten Erwerbstätigen und Diätetikern leidet oft schon jetzt mehr unter ihrem Anteil an Alltagsstressoren wie Angst vor Entlassung, Verlagerung oder Beendigung ihrer Arbeit, Jonglieren mit mehr als einem Job, Angehörigen (ältere und minderjährige Menschen) und dem Versuch, mit Weiterbildung in ihrem Leben, ihren Budgets und ihrem Alltag zu finanzieren und zu jonglieren.

Die Menschen wollen und brauchen einfachere Lösungen. Und sie brauchen einfachere Diätpläne. Vergessen Sie es, große Summen für schwer zu findende Gourmetartikel auszugeben. Vergessen Sie, Stunden damit zu verbringen, nur um Mahlzeiten zuzubereiten. Und vergessen Sie das Zählen, Messen und Wiegen der

Zutaten.

Entweder passt ein Low-Carb-Plan in die Praxis oder nicht. Wir werfen zunächst einen Blick auf einige grundlegende Begriffe und Definitionen, um die Wissenschaft hinter kohlenhydratarmen Plänen zu verstehen. Mal sehen, wie viele der Hauptpläne der Spieler der Aufgabe gewachsen sind.

Bitte beachten Sie, dass der Inhalt hier nicht von einem Arzt präsentiert wird und dass die gesamte Ernährungsplanung unter Anleitung Ihrer eigenen Ärzte erfolgen sollte. Dieser Inhalt gibt nur einen Überblick über die kohlenhydratarme Forschung zu Bildungszwecken und ersetzt nicht den medizinischen Rat eines professionellen Arztes.

Arten von Kohlenhydraten

Einfach ausgedrückt, es gibt zwei Arten von Kohlenhydraten, einfache und komplexe. Einige bezeichnen sie als schlechte und gute Kohlenhydrate, schnell und langsam verdauliche Kohlenhydrate und andere als möglicherweise verwirrend. Hier ist der Bericht.

> ***Einfache Kohlenhydrate***
-

Lebensmittel mit einfachen oder raffinierten Kohlenhydraten haben oft einen niedrigen Nährstoffgehalt und einen hohen glykämischen Index. Sie werden schnell verdaut und können dazu führen, dass der Blutzucker in die Höhe schießt und dann in kurzer Zeit dramatisch fällt. Um die Funktion des Körpers gesünder und stabiler zu halten, empfehlen

Gesundheitsberater, diese Art von Lebensmitteln einzuschränken.

Beispiele für diese einfachen Kohlenhydrate sind Weißbrot, Kartoffeln, Bananen und zuckerhaltige Leckereien wie Kekse, Süßigkeiten, Muffins und Kuchen sowie kohlensäurehaltige Getränke wie beliebte Cola-Produkte.

> ***Komplexe Kohlenhydrate***
> -

Lebensmittel mit komplexen Kohlenhydraten enthalten viele Nährstoffe und haben einen niedrigen bis mittleren glykämischen Index. Ein höherer Ballaststoffgehalt in diesen Lebensmitteln bedeutet eine langsamere Verdauung, was für den Körper gesünder ist. Und diese Lebensmittel werden von den Gesundheitsberatern als gute Wahl angesehen.

Beispiele für diese komplexen

Kohlenhydrate sind Vollkorn, die meisten Früchte und Gemüse. Hülsenfrüchte, Pflanzen der Familie der Erbsen oder Bohnen, gehören ebenfalls zu dieser Kategorie.

> ***Welcher ist der Beste?***

Während Studien wie die der University of Arkansas for Medical Sciences im Januar 2004 zeigen, dass kohlenhydratarme Diäten bei der Gewichtsabnahme helfen können, sollten Kohlenhydrate vom Typ komplexer, glykämischer Index sein. Bemerkenswert ist, dass auch eine vollständige Vermeidung einfacher Kohlenhydrate nicht notwendig ist. Mit anderen Worten, eine gelegentliche Behandlung in Maßen (und von Ihrem Ernährungsberater oder in Absprache mit Ihrem Arzt genehmigt) sollte in Ordnung sein.

Nebenbei bemerkt, werden Ihre Zähne auch gesünder sein, ohne den Aufbau von Zuckerfäule durch einfache Kohlenhydratnahrung. Damit das gesündeste Lächeln mit gesünderen Körpern glänzt.

Andere Konzepte, die Sie kennen sollten

Hier sind einige andere Begriffe, die helfen, die wissenschaftlichen und gesundheitlichen Probleme hinter kohlenhydratarmen Ernährungsplanungslösungen zu erklären. Bitte beachten Sie, dass dies nur grundlegende Definitionen sind und in Ihrer Freizeit durch andere Ressourcen erforscht werden können, um Ihre Funktionen im Gesundheitssystem des Körpers besser zu definieren.

KALORIEN

Eine Kalorie ist ein Maß für die Wärme. Kalorien beziehen sich auch auf ein Maß für die Energiemenge, die ein Körper durch die Nahrung erhält. Einfach ausgedrückt, je mehr Kalorien in der Nahrung sind, desto mehr Energie benötigt der Körper, um die Nährstoffe zu nutzen.

CARBOHYDRAT

Ein Kohlenhydrat ist einer der drei Hauptnährstoffe, die dem Körper Energie liefern. Kohlenhydrate bestehen aus Einfachzuckern oder verketteten Zuckerketten.

Beispiele für Einfachzucker (einfache Kohlenhydrate) sind Saccharose oder Tischzucker, Fruktose oder Fruchtzucker und Laktose oder Milchzucker. Gebundene Zuckerketten oder komplexe Kohlenhydrate in Pflanzen werden oft als Stärke bezeichnet.

Beispiele für verdauliche komplexe

Kohlenhydrattypen sind Weizenmehl oder Kartoffelstärke. Ein unverdauliches Beispiel ist Selleriecellulose. Kohlenhydrate werden vom Körper in Zucker umgewandelt und als Energie genutzt. Nicht benötigte Kohlenhydrate werden im Körper als Fett gespeichert.

FETTEN

Fett ist eine der drei Hauptgruppen von Nährstoffen, die den Körper mit Energie versorgen. Fett wird aus tierischen oder pflanzlichen Ölquellen gewonnen. Der Körper zerlegt es in einfachere Fette und verbrennt sie oder speichert sie im Körper.

FRUKTOSE

Fructose ist ein aus Pflanzen gewonnener Zucker, insbesondere Mais, der zur Süßung kommerzieller Lebensmittel wie Erfrischungsgetränke

und andere Fertiggerichte verwendet wird.
Seine Popularität breitete sich erstmals in
den 1970er Jahren aus und wird oft als
"fruktosereicher Maissirup" bezeichnet.

GLUCOSA

Glukose wird als Blutzucker bezeichnet.
Alle Kohlenhydrate, ob einfach oder
komplex, werden vom Körper in Zucker
umgewandelt und der Zucker in der
Blutbahn des Körpers wird so
umgewandelt. Der Glukosespiegel im Blut
ist der Hauptreiz für die Insulinsekretion.

GLUCAGON

Glucagon ist ein Hormon, das von der
Bauchspeicheldrüse produziert wird und
die Fettzellen dazu anregt, ihre Speicher
in Glukose umzuwandeln und sie für den
Energiebedarf freizusetzen. Glucagon
muss freigegeben werden, damit der
Körper Körper Körperfett freisetzen und

abbauen kann. Die Bauchspeicheldrüse kann nicht effizient sowohl Glukagon als auch Insulin freisetzen und gibt bei hohem Blutzucker- und Insulinspiegel kein Glukagon ab.

GLYCOGEN

Glykogen ist die Hauptform der Kohlenhydratspeicherung bei Tieren und kommt hauptsächlich im Leber- und Muskelgewebe vor. Es wird leicht in Glukose umgewandelt, wie es der Körper benötigt, um seinen Energiebedarf zu decken. Auch als tierische Stärke bezeichnet.

GLYCEMIC INDEX

Der glykämische Index ist ein Maß dafür, wie schnell einzelne Lebensmittel den Blutzuckerspiegel Ihres Körpers erhöhen.

INSULIN

Insulin ist eines der beiden Haupthormone, die von der Bauchspeicheldrüse produziert werden, und das wichtigste metabolische Hormon des Körpers. Wenn der Blutzuckerspiegel steigt, gibt die Bauchspeicheldrüse Insulin ab, um die Glukose auf die Zellen zu übertragen und Energie zu gewinnen.

Insulin hilft auch, zusätzliche Glukose in Fettgewebe umzuwandeln und fördert Aminosäuren, die in Proteine umgewandelt und im Muskel gespeichert werden. In der Leber hilft es der zusätzlichen Glukose, als Glykogen gespeichert zu werden. Insulin kann den Cholesterinspiegel erhöhen und Flüssigkeits- und Salzrückhalt verursachen, und steht dem Abbau von gespeichertem Fett im Wege. Mangel an adäquatem Insulin oder unzureichendem

Insulin

Empfindlichkeit gegenüber den Auswirkungen von Insulin auf den Körper kann zu Diabetes führen.

INSULINRESISTENZ

Die Insulinresistenz ist ein Zustand, der erreicht wird, wenn der Körper nicht reagiert und das von ihm freigesetzte Insulin richtig verarbeitet. Die Insulinresistenz führt dazu, dass die Bauchspeicheldrüse Insulin übermäßig produziert. Laut Dr. Michael und Dr. Mary Eades von Protein Power verursacht Insulinresistenz hohen Blutdruck, erhöhte Cholesterinwerte, koronare Herzkrankheiten, Übergewicht, Typ-II-Diabetes und eine Vielzahl anderer Krankheiten und Störungen.

KETONE

Wenn der Körper Fett für Energie abbauen muss, weil nicht genügend Glukose vorhanden ist, um den Energiebedarf zu decken, kombiniert mit dem Abbau von Glykogen in der Leber, sind Ketone eine Art chemisches Ergebnis. Überschüssige Ketone verursachen schlechten Atem und erscheinen im Urin während des Streifentests.

KETOSE

Ketose ist der Prozess des Körpers, gespeichertes Fett für Energie zu verbrennen, wenn Glukose nicht ohne weiteres verfügbar ist. Ein Überlebensmechanismus, der in Zeiten der Hungersnot eingesetzt wird.

Es wird allgemein angenommen, dass es kein guter langfristiger Zustand für den Körper ist, darauf zu operieren. Wenn

Ketose bei jemandem auftritt, der Opfer
einer Hungersnot ist oder aus irgendeinem
Grund kein Essen isst, kann sie schwere
Krankheiten und schließlich den Tod
verursachen.

PROTEIN

Protein ist eine der drei Hauptgruppen
von Nährstoffen, die den Körper mit
Energie versorgen. Protein wird aus
tierischen und Sojaprodukten sowie
einigen pflanzlichen Produkten wie
Hülsenfrüchten (Bohnen, Erdnüsse und
Erbsen) hergestellt. Vom Körper während
der Verdauung in Aminosäuren
umgewandelt und als Protein in
Muskelzellen gespeichert.

SUCROSE

Ein weiterer Name für Saccharose ist
Tischzucker; er wird aus
Zuckerrohrpflanzen gewonnen.

STAR

Stärke ist eine Art von Zucker, der in Kartoffeln, weißem Reis, Brot, Bagels und anderen Lebensmitteln enthalten ist.

TRANSPORT FETTEN

Transfett ist eine Art von verarbeitetem Fett, das in der Natur nicht vorkommt (auch hydriertes oder teilweise hydriertes Fett/Öl genannt). Es wird in Backwaren wie Donuts, Brot, Cracker, Chips, Chips, Kekse und vielen anderen verarbeiteten Lebensmitteln wie Margarine und Salatdressings verwendet.

Ein wenig Geschichte: Der Beginn der "kohlenhydratarmen" Ernährung.

Die Terminologie des Begriffs "kohlenhydratarm" wurde erst um 1992 wirklich geprägt, als die USDA bekannt gab, dass die US-Modell-Lebensmittelpyramide sechs bis elf Portionen Getreide und Stärke pro Tag enthielt. Die kohlenhydratarme Ernährung geht jedoch mehr als 100 Jahre vor Atkins' Modeerscheinung im Jahr 1864 zurück, mit einer Broschüre mit dem Titel Letter on Corpulence von William Banting, die so nah wie möglich an der ersten kommerziellen kohlenhydratarmen Ernährung auf dem Markt liegt.

Banting hatte eine Reihe von lähmenden gesundheitlichen Problemen erlitten, die hauptsächlich auf sein Übergewicht oder seine "Korpulenz" zurückzuführen waren. Er suchte vergeblich nach Heilmitteln für sein Gewichtsproblem, von denen viele Ärzte damals glaubten, dass sie eine notwendige Nebenwirkung des Alters seien. Er versuchte auch, weniger zu essen, nahm aber weiterhin an Gewicht zu und hatte mehrere gesundheitliche Probleme. Er konnte nicht verstehen, wie die kleinen Mengen an Nahrung, die er aß, zu seinem Gewichtsproblem führten:

"Nur wenige Männer haben fünfzig Jahre lang meiner unternehmerischen Laufbahn, aus der ich mich zurückgezogen hatte, ein aktiveres Leben - körperlich oder geistig - von einer verfassungsmäßigen Angst um Regelmäßigkeit, Präzision und Ordnung geführt, so dass meine Körperfülle und die anschließende Fettleibigkeit nicht auf Nachlässigkeit bei notwendigen körperlichen Aktivitäten, auch nicht durch Essen, Trinken oder übermäßige

Selbstzufriedenheit jeglicher Art zurückzuführen waren, außer dass ich die einfachen Lebensmittel Brot, Milch, Butter, Bier, Zucker und Kartoffeln mit mehr Freiheit nahm, als mein Alter von mir verlangte.....

Viele zeitgenössische Amerikaner, die unterwegs sind, können die ungesunde tägliche Ernährung von Banting erkennen:

"Mein alter Diät-Tisch war Brot und Milch zum Frühstück, oder ein Pint Tee mit viel Milch, Zucker und Toast mit Butter; Fleisch, Bier, viel Brot (was ich immer sehr gerne hatte) und Gebäck zum Abendessen, Teemittagessen ähnlich dem Frühstück, und normalerweise ein Obstkuchen oder Brot und Milch zum Abendessen. Ich hatte wenig Komfort und viel weniger Tiefschlaf."

Ersetzen Sie einfach einen Kuchen, Donut oder Muffin durch Kaffee und viel Sahne und Zucker zum Frühstück, einen Fast-Food-Burger und Pommes frites mit einer großen Limonade zum Mittagessen und einen gefrorenen Kuchen oder eine Pizza zum Abendessen, gefolgt von einem Dessert, und Sie werden sehen, wie Bantings Ernährung so ähnlich war wie die der heutigen schnelllebigen Amerikaner.

Als ihr Arzt diese Artikel auf eine "Liste verbotener Lebensmittel" setzte, verlor Banting in einem Jahr 50 Pfund und 13 Zoll. Er blieb weg und lebte ein langes und viel gesünderes Leben.

Sein neuer Diätplan bestand aus einer Reihe von Fleischgerichten und listete sie wie folgt auf:

"Zum Frühstück nehme ich um 9:00 Uhr fünf bis sechs Unzen Lamm, Nieren, gebratenen Fisch, Speck oder kaltes Fleisch jeglicher Art, außer Schweinefleisch oder Rindfleisch; eine große Tasse Tee oder Kaffee (ohne Milch oder Zucker), einen kleinen Keks oder eine Unze trocken geröstetes Brot; zusammen sechs Unzen festes, neun Unzen Flüssigkeit.

Zum Abendessen, um 14:00 Uhr, fünf oder sechs Unzen von jedem Fisch außer Lachs, Hering,

oder Aale, jedes Fleisch außer Schweinefleisch oder Kalbfleisch, jedes Gemüse außer Kartoffeln, Pastinaken, Rüben, Rüben oder Karotten, ein Gramm trockenes geröstetes Brot, Früchte eines Puddings, die keine Art von Geflügel oder Wild süßen, und zwei oder drei Gläser guten Bordeaux, Sherry oder Madeira, oder Champagner, Portwein und Bier verboten; zusammen zehn bis zwölf feste und zehn flüssige Unzen ergeben.

Für Tee, um 18:00 Uhr, zwei oder drei

Unzen gekochte Früchte, ein oder zwei Kekse und eine Tasse Tee ohne Milch oder Zucker; zwei bis vier feste Unzen, neun Flüssigkeiten.

Zum Abendessen, 21:00 Uhr. Drei oder vier Unzen Fleisch oder Fisch, ähnlich dem Abendessen, mit einem Glas oder zwei von Bordeaux oder Sherry und Wasser; vier feste Unzen und sieben Flüssigkeiten.

Für das Glas, falls erforderlich, ein Glas Grog (Gin, Whisky oder Brandy, ohne Zucker) oder ein oder zwei Gläser Claret oder Sherry".

So groß waren die Veränderungen in seinem Aussehen und seiner Gesundheit, dass seine Freunde und Bekannten zu bemerken begannen, und genau wie heute wollten sie wissen, welche Ernährung er einnahm. Das Wichtigste von allem ist, dass Banting den

Unterschied für sich selbst fühlen und sehen konnte.

"Jeder, der mich kennt, sagt mir, dass sich mein persönliches Aussehen stark verbessert hat und dass ich das Siegel der guten Gesundheit zu tragen scheine; das mag eine Frage der Meinung oder ein freundlicher Kommentar sein, aber ich kann ehrlich sagen, dass ich mich wieder gesund fühle, "körperlich und geistig", dass ich mehr Muskelkraft und Kraft habe, dass ich mit gutem Appetit esse und trinke und dass ich gut schlafe. Alle Symptome von Sodbrennen, Verdauungsstörungen und Sodbrennen (mit denen ich oft gequält wurde) sind verschwunden. Ich habe aufgehört, Starthaken zu verwenden, und andere Hilfsmittel wie diese, die unentbehrlich waren, sich aber jetzt leicht und frei biegen können, sind unnötig. Ich habe das Gefühl der gelegentlichen Ohnmacht verloren, und was ich für einen Segen und einen bemerkenswerten Trost halte, ist, dass ich die Kniepolster, die ich notwendigerweise viele Jahre lang benutzt habe, verlassen konnte und dass ich den Nabelverband aufgegeben habe.

Sein Buch über Diäten wurde sehr populär und wurde in mehrere Sprachen übersetzt. Es wurde jedoch schließlich aufgegeben.

Banting wies in der Charta über Korpulenz darauf hin, dass ein gemeinsames Gesundheitsparadoxon unserer Zeit in seinem nicht existierte. Dies war das Paradoxon der Fettleibigkeit, die unter den Armen weithin als Problem des Übermaßes angesehen wird. Die Armen des 19. Jahrhunderts konnten sich die raffinierten zuckerhaltigen Lebensmittel, die zu Gewichtszunahme führen, nicht leisten. Aber die Armen des 21. Jahrhunderts können es heute tun.

In einem kürzlich erschienenen Associated Press-Artikel mit dem Titel "Health Paradox: Adipositas greift die Armen an" stellte die Reporterin fest, dass viele arme Familien ihre Nahrungsmittelbudgets erhöhen, indem sie ungesunde verarbeitete und veredelte Lebensmittel kaufen. Aus einer Familie, die Barbassa geschrieben hat,

"Im Winter sind die Jobs knapp, so dass Caballero ihren Mann und drei Kinder mit dem billigsten Essen versorgt, das sie bekommen kann: Kartoffeln, Brot, Tortillas.... Como werden verarbeitet.

Lebensmittel, die reich an Zucker und Fett sind, sind billiger geworden als Obst und Gemüse, vor allem die Armen zahlen einen hohen Preis mit steigenden Adipositasraten, gefolgt von Diabetes.

Leider sind diese billigen Grundnahrungsmittel für die Familie Caballero schlecht für ihre Gesundheit. Frisches Fleisch, stärkearmes Obst und Gemüse kann teurer sein und eine kürzere Haltbarkeit haben, aber sie sind definitiv den Preis für eingesparte medizinische Kosten und bessere Gesundheit wert.

Im Laufe der Jahre, als "Kalorien" bekannt wurden, wurden Variationen der Kalorienzahl in die Ernährungslösungen aufgenommen. Und eine Vielzahl weiterer Themen wurden untersucht, wie z.B. wie viele der Lebensmittel wie oft konsumiert werden sollten.

Als die Banting-Diät schließlich außer Gebrauch kam, begannen im 20. Jahrhundert kohlenhydratarme Diäten wieder aufzutauchen. Die bekanntesten sind die Atkins und Scarsdale Diäten, die in den 1970er Jahren populär wurden. Während Scarsdale einen 14-tägigen Mahlzeitenplan hat, der eingehalten werden muss und die Kalorien stark einschränkt, erlaubte die Atkins-Diät eine unbegrenzte Kalorienzufuhr, solange diese Kalorien aus Eiweiß, Fett und Gemüse stammen und die Kohlenhydrataufnahme niedrig gehalten wurde.

Atkins und Scarsdale fielen in den 1980er Jahren in Ungnade, als das U.S. Landwirtschaftsministerium mit der USDA-Lebensmittelpyramide den Konsum von Getreide und Getreideprodukten förderte.

Erst in den 90er Jahren begannen wir, eine Rückkehr zu kohlenhydratarmen Diäten zu erleben, die mehr als nur eine Modeerscheinung zu sein scheinen: Es ist ein Lebensstil! Da immer mehr Menschen den Gewichtsverlust und andere gesundheitliche Vorteile erkennen, die Menschen, die kohlenhydratarm essen, zur Verfügung stehen, nimmt die Zahl der Diäten und Geschäfte, die spezielle kohlenhydratarme Produkte verkaufen, weiter zu.

Kurz gesagt, die meisten kohlenhydratarmen Diäten haben die gleiche Grundannahme: Dieser Überschuss an einfachen, raffinierten Kohlenhydraten führt zu einer Überproduktion von Insulin, was zur Speicherung von zu viel Fett im Körper führt. Diese Fettspeicherung ist besonders ausgeprägt in der Mitte.

Obwohl es Unterschiede zwischen den vielen Diäten gibt, sind sich alle einig über die negativen Auswirkungen der übermäßigen Insulinproduktion auf unsere Systeme.

Insulin, was ist seine Funktion?

Es gibt drei Grundeinheiten, die der Körper für die Energiegewinnung nutzt:

> ➢ Fett
> ➢ Protein
> ➢ Kohlenhydrate

Alle drei können in Blutzucker umgewandelt werden. Während Fette und Proteine jedoch langsam umgewandelt werden, werden Kohlenhydrate schnell umgewandelt, was zu schnellen Blutzuckerspitzen im Körper führt. Diese Blutzuckerspitzen bewirken, dass die Bauchspeicheldrüse Insulin bildet und freisetzt, bis sich der Blutzuckerspiegel wieder normalisiert.

Insulin, ein in der Bauchspeicheldrüse produziertes Hormon, das den Blutzuckerspiegel senkt, wird ins Blut abgegeben, sobald der Körper erkennt, dass der Blutzuckerspiegel über seinen optimalen Wert gestiegen ist.

Insulin ist ein sehr effizientes Hormon, das die Treibstoffspeichersysteme des Körpers steuert. Wenn im Insulin im Blut überschüssiger Zucker oder Fett enthalten ist, wird der Körper aufgefordert, es in den Fettzellen des Körpers zu speichern. Insulin sagt diesen Zellen auch, dass sie ihr gespeichertes Fett nicht freisetzen sollen, so dass dieses Fett für den Körper nicht verfügbar ist, um es für Energie zu nutzen.

Da dieses gespeicherte Fett nicht als Energie freigesetzt werden kann, verhindert Insulin effektiv die Gewichtsabnahme. Je höher der

Insulinspiegel des Körpers, desto effektiver verhindert er, dass Fettzellen ihre Speicher freigeben, und desto schwieriger wird es, Gewicht zu verlieren. Nach Ansicht vieler Behörden kann ein hoher Insulinspiegel langfristig zu einer Insulinresistenz führen und schwerwiegende gesundheitliche Probleme verursachen, wie die unten aufgeführten:

1. Erhöhter Insulinspiegel und Insulinresistenz
2. Verminderter Stoffwechsel führt zu Gewichtszunahme
3. Erhöhung des Fettgewebes und Reduzierung des Muskelgewebes
4. Beschleunigte Alterung
5. Erhöhte Lebensmittelallergien und Unverträglichkeiten
6. Überlastetes Immunsystem
7. Erhöhtes Risiko für Herzkrankheiten, Fettleibigkeit, Diabetes und Krebserkrankungen

Kohlenhydrate, insbesondere einfache Kohlenhydrate wie Zucker und Stärke, werden schnell zu Saccharose im Körper und gelangen schneller in die Blutbahn, was zur Freisetzung großer Mengen an Insulin führt. Je weniger Kohlenhydrate Sie essen, desto weniger Insulin produziert Ihr Körper und desto weniger Kalorien speichern Sie als Fett. Weniger Fettspeicherung bedeutet weniger Gewichtszunahme und weniger Kohlenhydrate bedeutet weniger Insulin im Blut und im Körper, der seine Fettreserven als Brennstoff nutzt.

Die Prämisse hinter jedem Low-Carb-Diätplan ist, dass ein Körper, der weniger Insulin produziert, mehr Fett verbrennt als ein Körper, der viel Insulin produziert. Einige Pläne fördern eine extrem niedrige Kohlenhydrataufnahme, so dass der Körper in einen Zustand der Ketose übergeht und Fettablagerungen schneller verbrennt.

Diese werden in der Regel als Induktionsperioden bezeichnet. Die Dauer der extremen Kohlenhydratkontrolle reicht von sieben Tagen bis zu der Zeit, die Sie benötigen, um Ihr Idealgewicht zu erreichen. Nach dieser Zeit der extrem kohlenhydratarmen Ernährung werden die Aufrechterhaltungsgrade der Kohlenhydratzufuhr eingehalten, um Gewichtszunahme zu verhindern. Die Menge der Kohlenhydrate, die Sie sicher essen können, hängt von Ihrem einzigartigen Körpersystem ab. Und Sie müssen wahrscheinlich experimentieren, um herauszufinden, welcher Grad der Kohlenhydrataufnahme für Sie am besten ist.

Egal, was Ihre Kohlenhydrataufnahme ist, sie ist niedriger als normal und eliminiert trotzdem Weißmehl und weiße Blumenprodukte und bestimmte andere zuckerhaltige und stärkehaltige Lebensmittel. Aus diesem Grund sind diese Ernährungspläne als kohlenhydratarme Lebensweise bekannt.

Der Erfolg bei niedrigen Kohlenhydraten erfordert, dass Sie bereit sind, langfristig auf den Verzehr einfacher Kohlenhydrate zu verzichten.

Nun, hier ist eine Liste der beliebtesten Low-Carb-Diätpläne und -bücher und eine Zusammenfassung ihrer Anforderungen.

14 Beliebteste und effektivste Diäten: Atkins Diet

Die vielleicht bekannteste aller kohlenhydratarmen Diäten ist die Atkins-Diät. Die von Dr. Robert Atkins in den 1970er Jahren entwickelte Atkins-Diät gilt bei einigen als der extrem kohlenhydratarme Diätplan.

Dr. Atkins glaubte, dass fast jede Adipositas durch die Produktion von überaktivem Insulin und nicht durch übermäßiges Essen verursacht wird. Er glaubte, dass überschüssige Nahrung durch Kohlenhydratabhängigkeit verursacht werden könnte und dass die meisten übergewichtigen Menschen tatsächlich weniger aßen als ihre dünnen Kollegen. Sie sehnen sich jedoch nach Kohlenhydraten, was ihren Insulinspiegel

erhöht und die Fettverbrennung
unterdrückt.

Dr. Atkins ist ein Verfechter der
ketogenen Fettverbrennung, die durch den
Verzehr von weniger als 40 Gramm
Kohlenhydraten pro Tag erreicht wird. Er
rät seinen Anhängern, Teststreifen zu
kaufen, damit sie die Menge der Ketone in
ihrem Urin täglich messen und bestätigen
können, dass sie sich in einem konstanten
Zustand der Ketose befinden. Sie
empfiehlt auch die Verwendung von
Nahrungsergänzungsmitteln, um die
Ernährung und die Systeme des Körpers
in Einklang zu bringen.

Die Atkins-Diät gliedert sich in vier
Phasen: die Induktionskur, die
kontinuierliche Diät zur Gewichtsabnahme,
die Vorpflegediät und schließlich die
lebenslange Pflegediät.

Die Induktionskost ist sehr streng in Bezug auf den Kohlenhydratausstoß (20 Gramm oder weniger pro Tag), aber großzügig in Bezug auf den Fett- und Proteinanteil. Es ist zu beachten, dass stärkearmes Gemüse die empfohlene Quelle für Kohlenhydrate ist. Diese Phase der Ernährung dauert 14 Tage, gefolgt von der Continuous Weight Loss (OWL) Diät.

Die OWL-Phase ermöglicht die Wiedereinführung bestimmter guter Kohlenhydrate, aber der Gehalt bleibt unter 40 Gramm pro Tag. Diätetiker bleiben auf OWL, bis sie ihr Idealgewicht erreicht haben. Sobald das Idealgewicht erreicht ist, gehen die Diätetiker zur Vorerhaltungsdiät über, wo sie mit der Wiedereinführung bestimmter guter Kohlenhydrate experimentieren, bis sie ihre Kohlenhydratverträglichkeit entdecken (die Gesamtzahl der Gramm Kohlenhydrate, die sie an einem Tag aufnehmen können und nicht zunehmen).

Wenn Diätetiker die Menge an Kohlenhydraten verstehen, die sie aufnehmen und ihr Idealgewicht halten können, nehmen sie am lebenslangen Erhaltungsprogramm teil. Hier werden sie weiterhin auf Zucker, verarbeitete Lebensmittel, Weißmehl sowie hydrierte Öle und Fette verzichten.

Die Atkins-Diät bietet eine Reihe von zugelassenen Lebensmitteln und es gibt Atkins-Filialen in vielen Bereichen, die ernährungsgerechte Produkte verkaufen.

> ***Die Ernährung von Kohlenhydratabhängigen***

Rachael und Richard Heller haben den Begriff "kohlenhydratabhängig" in ihrem 1993 erschienenen Buch The Carbohydrates Addict's Diet eingeführt.

Die Idee ist, dass einige Menschen von Kohlenhydraten abhängig sind, genauso wie Alkoholiker vom Alkohol abhängig sind und Drogenabhängige von Drogen abhängig. Diese Sucht verursacht starkes Verlangen, Insulinresistenz und Gewichtszunahme.

Dr. Rachael Heller entwickelte die Diät, um ihre eigene Fettleibigkeit zu beseitigen und hatte ihren dramatischen Gewichtsverlust über zwanzig Jahre lang beibehalten, als das erste Buch geschrieben wurde. Heller's glaubt, dass das durch Kohlenhydrate verursachte Insulinungleichgewicht den Körper veranlasst, sich nach mehr Nahrung zu sehnen und die Freisetzung von Serotonin stört, was darauf hindeuten würde, dass der Körper voll ist. Dies führt zu Überernährung und Gewichtszunahme.

Heller's empfiehlt, dass der Kohlenhydratsüchtige seine Kohlenhydrataufnahme auf eine "Belohnungsmahlzeit" beschränkt, dreimal täglich isst und Snacks vermeidet, bis die Person aus der Abnahmephase der Ernährung heraus ist.

Zusätzlich zum Diätplan deckt Heller's auch psychologische Auslöser ab, die dazu führen können, dass Kohlenhydratsüchtige auf Kohlenhydrate setzen und an Gewicht zunehmen. Diätetiker werden ermutigt, persönliche emotionale Auslöser zu identifizieren und wie man diese Auslöser vermeidet, um beim Abnehmen zu helfen.

Eine der wichtigsten Theorien dieser

Ernährung ist, dass Übergewicht nicht die Schuld der adipösen Person ist. Warum ist das so? Denn die Biologie des Menschen und die Suchtwirkung von Kohlenhydraten wirkt gegen ihn.

Wie alle anderen kohlenhydratarmen Pläne empfiehlt Heller, auf verarbeitete Lebensmittel und viele Zuckerarten zu verzichten. Sie besagen jedoch auch, dass einige stärkehaltige Kohlenhydrate auf Wunsch mit Belohnungsmahlzeiten verzehrt werden sollten, so dass der Diätetiker eher der Langzeitdiät folgt.

Heller's glauben, dass Kohlenhydratabhängigkeit langfristig mit guter Ernährung und einer richtigen Ernährung behandelt wird, aber sie wird nie geheilt und Kohlenhydratabhängige sollten wachsam sein, um zukünftige Gewichtszunahme und Kohlenhydrat-Binge-Essen zu verhindern.

> **Die Hampton-Diät**

Dr. Fred Pescatore, ehemaliger Associate Medical Director des Atkins Institute, entwickelte die Hampton Diet. Diese Diät ist eine Mischung aus kohlenhydratarmen Diätkonzepten und den gesündesten Konzepten der Mittelmeerdiät. Fördert den liberalen Konsum von einfach ungesättigten Fetten, um beim Abnehmen zu helfen und Krankheiten wie Krebs, Herzerkrankungen und Diabetes vorzubeugen. All dies ist in The Hampton's Diet, veröffentlicht im Mai 2004, festgehalten.

Sein Buch enthält einen dreißigtägigen Mahlzeitenplan, Gourmetrezepte und Informationen über das australische Macadamianussöl, das er den Ernährern empfiehlt, reichlich zu verwenden. Er schlägt die Verwendung von speziellem kaltgepresstem nativem Olivenöl vor, wenn Sie sich das Macadamianussöl nicht leisten können, das er für das Beste für Ihre Gesundheit hält.

Es gibt eine große Anzahl von Rezepten, aber die meisten von ihnen verwenden teure Zutaten und sind ziemlich Gourmet. Weltklasse-Köche und Restaurantbesitzer trugen viele der Rezepte des Buches zu ihren eigenen erfolgreichen Low-Carb-Kreationen bei, die von Kunden auf der ganzen Welt geschätzt werden.

Aufgrund der Zugehörigkeit von Dr. Pescatore zu Dr. Atkins wird seine Ernährung stark von der Atkins-Diät beeinflusst. Die Hauptunterscheidungsmerkmale scheinen eine stärkere Betonung von Obst und Gemüse, die Verwendung gesünderer Fette wie Macadamianussöl und der

Vorschlag zu sein, dass Haut und Fett vor dem Kochen vollständig aus dem Fleisch entfernt werden sollten.

Dieser Plan hat viele der gleichen Funktionen wie Atkins, aber mit leckeren Rezepten und 30-Tage-Menüplänen und mehr als 100 Rezepten.

> ***Die glykämische Index-Diät***

Geschrieben von Rick Gallop, ehemaliger Präsident der Heart and Stroke Foundation of Ontario, sagt The Glycemic Index (GI) Diet: "Wenn Sie eine Ampel verstehen können, werden Sie diese Ernährung verstehen.

Im Galopp werden Lebensmittel nach ihrem glykämischen Index in drei Gruppen eingeteilt, d.h. wie schnell sie einen

Anstieg des Blutzuckerspiegels verursachen. Trennen Sie die Lebensmittel in hellgrün, hellgelb und hellrot. Glukose wird auf einen GI-Wert von 100 festgelegt und alle anderen Lebensmittel werden mit ihr verglichen. Rotlichterzeugnisse sollten vermieden werden, Gelblichterzeugnisse werden in der Phase der anfänglichen Gewichtsabnahme vermieden und gelegentlich während der laufenden Erhaltungsphase gegessen und Grünlichter sollten jederzeit die Grundlage Ihrer Ernährung bilden.

Es besteht keine Notwendigkeit, spezielle Lebensmittel zu kaufen. Finden Sie einfach heraus, wo Ihre Lieblingsspeisen in den Plan passen, essen Sie grün, probieren Sie ein wenig gelb und vermeiden Sie Rot. Das ist es. Das ist es. Galopar sagt, dass Diätetiker erwarten sollten, ein bis zwei Pfund pro Woche zu verlieren und nicht mit einer Schockdiät beginnen müssen. Obwohl es sich um eine kohlenhydratarme Diät handelt, ist sie nicht so proteinreich wie die meisten anderen Diäten und ermutigt die Diätetiker, Fette und Kohlenhydrate zu reduzieren. Es fördert auch das tägliche Training für 30 Minuten und drei ausgewogene Mahlzeiten, die Kohlenhydrate, Proteine und Fette enthalten.

Laut Gallop sollten Anhänger der GI-Diät es als eine Änderung des Lebensstils betrachten, an die sie sich für den Rest ihres Lebens halten werden, nicht als eine Diät. Aber es ist nicht einfach. Betrachten Sie zum Beispiel diese Liste der "Red Light Foods" und schreiben Sie alle "Good Foods" auf:

- Bohnen gekocht mit Schweinefleisch Gebratene Bohnen Alkoholische Getränke Reguläre Softdrinks Bagels

- Croissants Baguettes Kuchen Cookies Maisbrot
- Englische Brötchen Hamburger-Brötchen Hot Dog-Brötchen Kaiser-Rollen Pfannkuchen Pfannkuchen Waffeln
- Pizza
- Regelmäßige Füllung der Müsliriegel
- Tortillas Weißbrot Hirse
- Weißer Reis Instant Reis Reiskuchen Kalte Getreidearten
- Weizen-Granola-Creme
- Maisgrieß Müsli
- Instant Avena Croutons Ketchup Mayonnaise Tatarensauce Käse Milchschokolade Käse Schokolade Hüttencreme
- Frischkäse Eiskrem Vollmilch/2% Sauerrahm Joghurt
- Butter Kokosöl
- Harte Margarinenbutter
- Palmöl Erdnussbutter
- Regelmäßige Salatsauce Tropische Öle

-   Pflanzliche Butter Kantaloupe
-   Daten
-   Melonenmelone Honig
Pflaumen
-   Wassermelone mit Rosinen
-   Obstkonserven in Sirup Alle
Trockenfrüchte Zuckerapfelkompott
Alle Fruchtgetränke
-   Pflaumensaft Sorbet Bologna
Bratwurst Normale Eier
-   Hackfleisch-Burger mit 20%
Fettanteil
-   Hotdogs Pastrami
Verarbeitetes Fleisch Normaler
Speck
-   Würstchen Würstchen Sushi-
Rollen
-   Alle Konserven-Nudeln
Couscous Gnocchi
-   Makkaroni mit Käse und
Nudeln
-   Pasta gefüllt mit Fleisch oder
Käse Alfredo Saucen
-   Soßen mit Gelee-O-Zucker

-   Pommes frites Süßigkeiten
Pommes frites

> ***NeanderDünn***

Ray Audette, der Autor von NeanderThin, wirbt für seine Ernährung als eine Möglichkeit, "wie ein Höhlenmensch zu essen, für einen schlanken, starken und gesunden Körper. Im zarten Alter von 33 Jahren litt Audette an rheumatoider Arthritis und Diabetes. Nachdem sie von Ärzten gehört hatte, dass ihr Zustand behandelbar, aber nicht heilbar sei, beschloss Audette, Ernährungsforschung zu betreiben, um eine bessere Heilung zu finden.

Seine Forschungen führten ihn zu einer "paläolithischen" Jäger-Sammler-Diät, wie sie unsere menschlichen Vorfahren gegessen haben, bevor sie sich in agrarischen Gesellschaften niederließen. Innerhalb einer Woche war ihr Blutzuckerspiegel normal und nach einem Monat hatte sie 25 Pfund abgenommen, ihre arthritischen Schmerzen waren gelindert und sie bemerkte eine Verbesserung des Muskeltonus.

Laut Audette waren unsere paläolithischen Vorfahren viel gesünder und lebten länger als unsere neolithischen Vorfahren. Er behauptet, dass der neolithische Mann kürzer war, eine schlechtere Zahngesundheit hatte und anfälliger für Fettleibigkeit war als der paläolithische Mann. Frauen begannen auch früher mit der Menstruation und bekamen mehr Kinder zusammen, was zu einem Anstieg der Bevölkerung führte, was den agrarischen Lebensstil weiter förderte.

Es schlägt vor, dass der moderne

Mensch ein moderner Jäger und Sammler werden sollte, indem er Lebensmittel eliminiert, die menschliche Eingriffe erfordern, um essbar zu sein. Diese Lebensmittel beinhalten Milch, Getreide, Bohnen, Kartoffeln, Alkohol und Zucker. Zu den Körnern gehören Weizen, Mais, Reis, Hafer, Gerste und Roggen. Er schließt sich auch der Theorie an, dass diese Kohlenhydrate Heißhungerattacken erzeugen, und warnt davor, dass sie, wenn sie konsumiert werden, zu einer möglichen Binge-Fressung führen werden.

Die allgemeine Regel von Audette ist, dass, wenn ein Obst oder Gemüse unverarbeitet roh essbar ist, es auf der NeanderThin-Diät sicher ist. Erklären Sie, dass viele Gemüse, wie z.B. Kartoffeln, tatsächlich giftig sind, wenn sie nicht richtig gelagert und mit Fungiziden behandelt werden. Darüber hinaus fördert es den Verzehr von Früchten, wenn sie in der Saison sind, und begrenzt die

Aufnahme von Winterfrüchten, um dem Körper zu helfen, gespeichertes Fett zu verbrennen.

Er gibt die Zehn Gebote. Sie sind verdichtet:

Essen: Fleisch und Fisch, Obst, Gemüse, Nüsse und Samen, Beeren Nicht essen: Getreide, Bohnen, Kartoffeln, Milchprodukte und Zucker.

> ### *Die Kraft des Proteins*

Dr. Michael und Mary Eades, Co-Autoren von The Protein Power LifePlan, haben ähnliche Ansichten zu Audette und glauben auch, dass moderne Gesundheitsprobleme durch unsere moderne Ernährung verursacht werden, die schwer für Getreide und verarbeitete Lebensmittel ist (beachten Sie, dass Dr.

Michael Eades sogar die Einführung von Audettes NeanderThin geschrieben hat).

The Eades bieten eine Lebensmittelpyramide, d.h. die USDA-Pyramide auf dem Kopf, so dass Protein die Basis bildet, Gemüse und Obst das Zentrum und Vollkorn die Spitze der Pyramide.

Eades basiert seine Ernährung nicht nur auf proteinreichem und kornarmem Essen, sondern fördert auch regelmäßige Bewegung und modifiziert die regelmäßige Bräunung ohne Sonnencreme, um dem Körper zu helfen, die notwendigen Vitamine zu produzieren und die Körpersysteme zu regulieren. Sie empfehlen auch die tägliche Einnahme eines kompletten Multivitamin- und Mineralstoffpräparats.

Diätetiker sollten ihren Mindestproteinbedarf pro Mahlzeit nach Größe, Gewicht und Geschlecht ermitteln. Jede Mahlzeit sollte mindestens die Menge an Protein und Protein enthalten, die bei jeder Mahlzeit verzehrt werden sollte. Diäten sollten schlechte Fette eliminieren, darunter Maiskeimöl, pflanzliche Speiseöle, Margarine, Pflanzenverkürzungen und alle teilweise hydrierten Öle.

Die Ernährung kann in Phasen erfolgen, die einen schnellen Übergang zu kohlenhydratarm und eine beschleunigte Gewichtsabnahme ermöglichen. Die erste Phase heißt Intervention und die Aufnahme von Kohlenhydraten ist auf 7 bis 10 Gramm pro Mahlzeit begrenzt. Die zweite Phase wird als Übergangsstufe bezeichnet und muss über mehrere Monate abgeschlossen sein. Auf dieser Ebene sind bis zu 15 Gramm Kohlenhydrate pro Mahlzeit erlaubt. In der letzten Erhaltungsphase können mit jeder Mahlzeit bis zu 30 Gramm Kohlenhydrate verzehrt werden. Darüber hinaus bieten sie Nahrungsauswahl und Pläne für 3 Arten von kohlenhydratarmen Diäten an: Puristen, Hedonisten und Dilettanten.

Puristen versuchen, einen paläolithischen Ernährungsstil in der modernen Welt zu reproduzieren und werden sich stark auf tierische Proteine verlassen und alle Milchprodukte, Alkohol, Koffein, Hülsenfrüchte, Zucker (außer Honig), verarbeitete Lebensmittel, Getreide und Produkte, die sie enthalten, vermeiden. Darüber hinaus werden sie frisches und biologisches Obst und Gemüse sowie natürliche oder Wildfleischprodukte essen.

Hedonisten haben die größte Handlungsfreiheit in der Ernährung. Sie müssen nur genügend Eiweiß aufnehmen, die Kohlenhydrate innerhalb der für jede Mahlzeit festgelegten Grenzen halten, viel Wasser und gute Fette zu sich nehmen und Kalium- und Magnesiumpräparate einnehmen.

Die Dilettanten gehen den mittleren Weg zwischen diesen beiden Extremen. Sie vermeiden weiterhin Weizen, Mais, Hirse, Roggen und Produkte, die aus ihren Mehlen hergestellt werden. Allerdings dürfen sie Kohlenhydrate innerhalb der täglichen Richtlinien, einige natürliche Zucker und biologische Milchprodukte.

> ### *Das Prinzip von Schwarzbein*

-

Dr. Diana Schwarzbein ist die Endokrinologin der Sterne. Der Arzt, der von Suzanne Somers, Larry Hagman und vielen anderen ausgewählt wurde, ermutigt Schwarzbein zu umfangreichen Tests auf hormonelle Ungleichgewichte und schlägt dann mehrere Ernährungs- und Trainingsprogramme sowie einen selektiven Hormonersatz vor, um jeden Mangel zu behandeln.

Die Prinzipien der Ernährung von Dr. Schwarzbein sind im Schwarzbein-Prinzip festgelegt, ihrem 5-Stufen-Plan für eine optimale Gesundheit.

Der erste Schritt im Programm ist Gesunde Ernährung und es gibt zehn Grundregeln:

1. Nie wieder eine Mahlzeit auslassen.

2. Essen Sie echte, unverarbeitete Lebensmittel.

3. Essen Sie ausgewogene Mahlzeiten

4. Wählen Sie ein Protein als Hauptnährstoff in Ihrer Mahlzeit.

5. Füge einige gesunde Fette hinzu

6. Füge echte Kohlenhydrate hinzu

7. Stärkefreies Gemüse hinzufügen

8. Snacks essen

9. Essen Sie feste Lebensmittel

10. Genügend Wasser trinken

Der zweite Schritt im Programm ist das Stressmanagement:

1. machen Sie Ausfallzeiten zu einer täglichen Praxis.

2. Setzen Sie Ihr Leben in die richtige Perspektive.

3. die Anzeichen von Stress im Auge behalten.

4. Ausreichend Schlaf bekommen

Drittens, vermeiden Sie alle giftigen Chemikalien, einschließlich:

1. Nikotin

2. Alkohol

3. Raffinierter Zucker

4. Künstliche Süßstoffe

5. Illegale Drogen

6. Mononatriumglutamat, Zusatzstoffe und Konservierungsmittel

7. Falschfette und Fettblocker

8. Koffein

9. Bestimmte verschreibungspflichtige Medikamente

Viertens, praktizieren Sie Herz-Kreislauf-

, Ausdauer- und Flexibilitäts-
/Entspannungsübungen.

Und schließlich ist der fünfte Schritt zu
einer optimalen Gesundheit, die
Hormonersatztherapie nach Bedarf
durchzuführen.

> ***Somersizing***
-

Suzanne Somers führte "Somersizing"
erstmals 1992 in Suzanne Somers Eat
Great, Lose Weight ein. Somersizing ist
eine Ernährungsweise, bei der man Zucker
und "funky foods" schneidet und viel Fett,
Proteine und gute Kohlenhydrate wie
Gemüse und Obst isst. Lebensmittel
müssen auf bestimmte Weise kombiniert
werden, damit der Körper sie leicht
verdauen kann. Menschen, die Somersize-
Diät in zwei Schritten durchführen, der
erste (Level One), um Gewicht zu

verlieren und das "Schmelzen" von Fett zu induzieren, und der zweite (Level Two), um ihr Idealgewicht kontinuierlich zu halten.

Somers trennt Lebensmittel in vier Lebensmittelgruppen der Somersizing-Größe: Proteine / Fette, Gemüse, Kohlenhydrate und Früchte. Sie schlägt vor, dass die Frucht auf nüchternen Magen gegessen wird. Proteine/Fette beinhalten Fleisch, Teller, Eier, natürliche Öle, Butter, Sahne und Käse. Zu den Gemüsesorten gehört stärkearmes Frischgemüse. Carbos umfasst Vollkornbrote, Nudeln und Getreide sowie fettfreie Milchprodukte.

Liste "Sieben einfache Schritte zur Somersizing:

1. Beseitigen Sie alle ausgefallenen

Lebensmittel.

2. Ostfrüchte allein, auf nüchternen Magen: 20 Minuten vor einer Carbos-Mahlzeit, 1 Stunde vor einer Pro/Fats-Mahlzeit und mindestens 2 Stunden vor der letzten Mahlzeit des Tages.

3. Essen Sie Pro/Fett mit Gemüse.

4. Essen Sie Kohlenhydrate mit Gemüse.

5. Halten Sie Pro/Fats und Carbos getrennt.

6. Warten Sie 3 Stunden zwischen den Mahlzeiten, wenn Sie von Pro/Fats auf Carbos wechseln oder umgekehrt.

7. Essen Sie mindestens 3 Mahlzeiten pro Tag und lassen Sie keine aus. Funky Foods beinhalten:

Weißzucker Brauner Zucker Rohzucker Maissirup Saccharose Melasse Honig-Ahornsirup Rote Beete Karotten

-   Eichelgefütterte Kürbisse
Bananen Kürbis Kürbis Kürbis Mais
-   Kartoffeln Pastinaken Kürbisse
-   Süßkartoffeln Weißes Mehl
Weißer Reis
-   Süßkartoffeln
-   Kürbis Hubbard Avocados
Kokosnuss
-   Leber
-   Fettarme Milch Vollmilch-Nüsse
-   Oliven Soja Bier
-   Koffein Tee Koffein Koffein
Kakao Soda
-   Kaffee
-   Wein mit hartem Alkohol

Alle Lebensmittel auf der Liste der Funky Foods sollten in der ersten Phase der Ernährung (Stufe Eins) vermieden werden, aber einige können in Maßen während der Erhaltungsphase (Stufe Zwei) wieder eingeführt werden. Somers verkauft seine eigene Marke für künstliche Süßstoffe namens "SomerSweet". Alle seine Bücher enthalten Rezepte für Mahlzeiten, Snacks und Desserts.

➢ *South Beach Diät*

-

Entwickelt von Dr. Arthur Agatston, fördert sich die South Beach Diet als eine Möglichkeit, Diätetikern beizubringen, die richtigen Kohlenhydrate und Fette zu essen. Die Ernährung besteht aus drei Phasen. In der ersten Diät verbannen schlechte Kohlenhydratverlangen und verursachen eine schnelle Gewichtsabnahme. In der zweiten Phase werden einige Arten von Kohlenhydraten wieder aufgenommen und die Gewichtsabnahme verlangsamt. Die letzte Phase ist die Phase "Diet for Life". Dies ist die Erhaltungsdiät und wird für den Rest des Lebens der Person, die die Diät macht, eingehalten. Wenn der Diätetiker irgendwann anfängt, unerwünschtes Gewicht zuzulegen, geht er einfach wieder durch die Einführungs- und Vorwartungsphase.

In der ersten Phase werden Proteine aus hochwertigen Fleischquellen mit viel frischem Gemüse und Salate mit echter Olivenöl-Dressing betont. Brot, Reis, Nudeln, Kartoffeln, Backwaren, Sojamilch und Käse, Joghurt, Rüben, Karotten, Mais und alle Früchte sind in der 14-tägigen Einarbeitungsphase verboten. Dazu gehören alle Süßigkeiten, Kuchen, Eis und Zucker sowie Fleisch, das mit Zucker oder Melasse gereift wird.

Die Diät empfiehlt drei Mahlzeiten pro Tag mit einem Mid-Morning-Snack und einem Mid-Afternoon-Snack.

Es gibt auch einen täglichen Speiseplan.

Dieser Plan beinhaltet eine strenge Kontrolle der Anteile in der Induktionsphase. Ein Beispiel für einen täglichen Snack sind 20 Erdnüsse. Und 30 Pistazien sind eine weitere Sandwich-Option.

Im Gegensatz zu Atkins wird eine unbegrenzte Proteinzufuhr in dieser Diät nicht empfohlen oder erlaubt. In den späteren Phasen der Ernährung enden jedoch einige der strengen Portionskontrollen und die Diätetiker können essen, bis sie gesättigt sind.

Einige der verbotenen Lebensmittel können langsam wieder eingeführt werden, manchmal in modifizierter Form in der zweiten Phase der Ernährung. Die zweite Phase dauert, bis das Zielgewicht des Diätgerätes erreicht ist. Allerdings sind Weißmehlprodukte, Kartoffeln, Mais, Karotten, Rüben und süße Früchte wie

Bananen und Ananas weiterhin verboten.

Nachdem die Diätetiker ihr Idealgewicht erreicht haben, machen sie mit ihrer lebenslangen Ernährung oder ihrer Erhaltungsdiät weiter.

In dieser Phase sind die verbotenen Lebensmittel verarbeitete Lebensmittel, Weißmehlprodukte, süße Früchte und Lebensmittel mit einem hohen glykämischen Index im Allgemeinen.

Während der 14-tägigen Einarbeitungszeit prognostiziert Dr. Agatston einen Gewichtsverlust zwischen 8 und 13 Pfund, wobei Bauchfett als erstes verschwindet. In der zweiten Phase sollte der Diätetiker weiterhin jede Woche 1 bis 2 Pfund abnehmen, solange er durch die Wiedereinführung von Kohlenhydraten nicht überschritten wird.

> *Glücklicher Jäger!*

Bei Sugar Busters! Diätetiker schneiden Zucker, um Fett zu reduzieren. Diese Diät wurde von einer Gruppe von Ärzten und dem CEO eines New Orleans Fortune 500 Unternehmens entwickelt, die erkannten, dass fettarme Lebensmittel voller Zucker sind und dass es der Zucker in Lebensmitteln ist, der eine negative Insulinreaktion hervorruft und zu Gewichtszunahme führt.

Sie betonen den Genuss guter Lebensmittel und vermeiden bestimmte verbotene Lebensmittel wie Verarbeitungszucker und raffinierte Getreideprodukte. Zucker ist nicht verboten, aber der Mehrarbeitskonsum von Zucker sollte deutlich reduziert werden, und die Ernährungsberater sollten beginnen, Produkte mit verstecktem Zucker zu erkennen. Die richtige Kombination von Lebensmitteln zur Vermeidung von Gewichtszunahme wird ebenfalls hervorgehoben.

Dieser Plan beseitigt Kartoffeln, Mais, Weißmehl, Weißreis, raffiniertes Mehlbrot, die meisten kalten Getreide, Rüben, Karotten, raffinierten Zucker, Maissirup, Melasse, Honig, gezuckerte Colas und Bier.

Die Autoren empfehlen auch, Früchte allein zu essen und ganze Früchte so viel wie möglich zu essen. Sie ermöglichen drei Mahlzeiten, zwei Snacks und ein zuckerfreies Dessert, aber der Schwerpunkt liegt auf der Möglichkeit, Lebensmittelportionen zu kontrollieren, ähnlich dem, was bequem auf einem normal großen Teller passt.

Die Diät beginnt mit einem 14-tägigen Diätplan und beinhaltet einen Menüplaner. Den Diäten wird empfohlen, Kohlenhydrate mit hohem Ballaststoffgehalt und niedrigem Stärkegehalt zu essen, die einen niedrigeren glykämischen Index aufweisen. Die Autoren ermutigen auch den Verzehr von magerem, gut geschnittenem Fleisch für Protein. Sie schätzen, dass Sie etwa 30 Prozent Protein, 40 Prozent Kohlenhydrate und 30 Prozent einfach ungesättigte Öle und andere Fette zu sich nehmen werden.

➢ **Die Zone**

The Zone wurde von Dr. Barry Sears entwickelt und fördert den ausgewogenen Konsum von Kohlenhydraten und Proteinen. Dr. Sears schlägt vor, dass Sie

Ihren Teller in drei Abschnitte teilen, einen für Protein und zwei für Obst und Gemüse pro Mahlzeit. Daraus resultieren 30 Prozent Eiweiß, 40 Prozent Kohlenhydrate und 30 Prozent Fett. Für jede Mahlzeit sollte die Proteinportion etwa so groß sein wie Ihre eng anliegende Faust. Der Kohlenhydratanteil sollte die Größe von zwei geballten Fäusten haben und der zusätzliche Fettanteil sollte etwa dem Volumen des Daumens entsprechen.

In der Zone dreht sich alles um die Messung und Kontrolle von Lebensmittelportionen. Ein weiteres Werkzeug, mit dem Diätetiker in der Zone Lebensmittel messen können, ist der "Block". Jedem Erwachsenen sind mindestens 11 Blöcke pro Tag erlaubt, und die richtige Größe der Futterportion beeinflusst die Menge an Futter pro Volumen, die ein Diätetiker tatsächlich jeden Tag konsumiert.

Dieser Plan erlaubt keine unbegrenzten Portionen Protein oder Essen, bis Sie gesättigt sind. Sobald die Lebensmittelportionen in deiner Zone weg sind, wird dein Essen fertig sein.

Die Grundregeln der Zone sind:

1. Iss eine Zonenmahlzeit innerhalb einer Stunde nach dem Aufwachen jeden Tag.
2. Essen Sie bei jedem Essen eine ausgewogene Mahlzeit aus der Zone (Eiweiß, Kohlenhydrate, Fett).
3. Fünfmal täglich essen; drei Mahlzeiten, zwei Snacks.
4. Gehen Sie nie länger als fünf Stunden, ohne eine lokale Mahlzeit zu essen.

5. Iss mehr Obst und Gemüse und Brot, Nudeln, Getreide und Stärke.

6. Trink 64 Unzen Wasser pro Tag.

7. Wenn Sie bei einer Mahlzeit einen Fehler machen, machen Sie Ihre nächste Mahlzeit freundlich in der Gegend.

Obwohl Lebensmittel in der Zonendiät nicht verboten sind, sollten bestimmte ungünstige Kohlenhydrate vermieden werden oder, wenn sie gegessen werden, nicht mehr als 25 Prozent der Lebensmittel oder Snacks ausmachen. Ungünstige Kohlenhydrate sind die üblichen Verdächtigen: Weißmehl, Kartoffeln, Zucker, weißer Reis, Säfte, Softdrinks, Alkohol, Bananen, Trauben, Karotten, Mais und koffeinhaltige Getränke. Dr. Sears glaubt, dass diese Lebensmittel nicht nur die Insulinproduktion erhöhen, sondern auch hormonelle Ungleichgewichte und Entzündungen des Körpergewebes verursachen können, was zu Krankheiten und einer insgesamt schlechten Gesundheit führt.

Die Ernährung der Zone umfasst auch verpackte Lebensmittel wie Riegel, Getränke, Backwaren und Nahrungsergänzungsmittel. Aber seien Sie vorsichtig, der Zonen-Ernährungsriegel enthält Maissirup mit hohem Fruktosegehalt, aber laut der Website ist es ein sehr "hochwertiger" Typ, der einen langsameren glykämischen Index hat als der gängige Typ, und das Protein im Riegel hilft, die Insulinreaktion weiter zu verzögern. Verwenden Sie es mit äußerster Vorsicht.

> ***Schlank für immer***

Bevor er anfing, die Vorzüge des australischen Macadamianussöls zu würdigen, schrieb Dr. Fred Pescatore das Buch Thin For Good: The Only Low-Carbohydrate Diet That Will Finally Work for You. Dieser Plan untersucht die Verbindung zwischen Geist und Körper bei dauerhafter Gewichtsabnahme und beinhaltet Pläne für Männer und Frauen sowie einen kohlenhydratarmen Ernährungsplan für Vegetarier.

In Thin For Good präsentiert Dr. Pescatore "The Eleven Emotional Levels of Food", dass sie es sind:

1 Wut: fühlt sich oft zu Beginn einer neuen Diät oder zu Beginn einer neuen Diät an, um Gewicht zuzulegen; aber das ist gut, weil es motivierend ist.

2 Frustration: kann das Ergebnis sein,

wenn man den Erfolg anderer betrachtet und mit unserem scheinbaren Mangel an Erfolg vergleicht; aber seien Sie vorsichtig - dies ist eine negative Emotion und oft die, die Menschen dazu bringt, aufzugeben.

3 Traurigkeit: eng verbunden mit Selbstmitleid oder Trauer um alte Lebensweisen und Lebensmittel.

4 Angst: Diese Emotion ist oft sehr schwer loszulassen und tritt meist zeitgleich mit den ersten Erfolgen bei der Gewichtsabnahme auf (Kann ich diese Diät für den Rest meines Lebens beibehalten?).

5 Verständnis: Du musst die ersten 4 Emotionen durcharbeiten, um zu diesem positiveren Punkt zu gelangen, wenn du anfängst zu verstehen, was deine schlechten Essgewohnheiten sind, und sie akzeptieren.

6 Trepidation: beschrieben als Nervosität, Nervosität und Misstrauen; der Zweifel, der entstehen kann, wenn Sie beginnen, die Ergebnisse Ihrer Ernährung zu sehen.

7 Neid: eine schädliche Emotion, die im Vergleich zu anderen entsteht.

8 Langeweile: Diese Emotion kann eine Diät zerstören; füge deinen Mahlzeiten etwas Abwechslung hinzu, entsprechend deinem Diätplan.

9 Erleichterung: der Beginn positiver Emotionen, die man genießen kann 10 Freude: kommt, nachdem man echte Ergebnisse erzielt hat; versuchen Sie, sie nicht mit negativen Gedanken zu sabotieren.

11 Inhalt: die endgültige Emotion, die erlebt wird, wenn Menschen ihre Ziele zur Gewichtsabnahme erreichen.

Zusammen mit verschiedenen Übungen, die Ihnen helfen, Ihre Emotionen zu verarbeiten, schlägt Dr. Pescatore kohlenhydratarme Komfortnahrungsrezepte vor, die Ihnen helfen können, sich besser im Umgang mit diesen Emotionen zu fühlen.

Er schlägt "Mind Over Calories" als ein Konzept vor, das man annehmen sollte, weil es Ihnen helfen wird, das Gewicht für immer zu halten. Er enthüllt, dass dieses Konzept ihm geholfen hat, sobald er abgenommen hat und ihm geholfen hat, es zu halten. Der Verstand über Kalorien

geht es darum, sich selbst zu trainieren,
um sich nicht nach zuckerhaltigen,
schlecht schmeckenden Kohlenhydraten
zu sehnen, die dein Leben ruinieren
werden.

Es enthält auch Vorschläge für
Nahrungsergänzungsmittel für Männer
und Frauen, Lebensmittel, die Sie
vermeiden sollten, wenn Sie sich auf einer
durch Hefen begrenzten Ernährung
befinden, hormonelle oder
schilddrüsenbedingte Probleme haben,
und mehr als 40 Seiten mit Rezepten.

Ein weiterer Vorteil ist die Thin For Good
Food Pyramide, die Proteine und Fette im
Körper enthält.

> ***Der 7-tägige
kohlenhydratarme Rettungs-
und Wiederherstellungsplan***

Dieses Buch wurde von Dr. Rachel und Richard Heller geschrieben und wird als das Buch für jeden mit einer kohlenhydratarmen Ernährung auf jedem Plan beworben, der Hilfe benötigt, um wieder auf den richtigen Weg zu kommen - im Moment.

Dies ist das Buch für die Person, die einen Urlaub, einen Urlaub oder eine schlechte Wahl der Spiralnahrung in eine Krise gelassen hat oder die entmutigt ist, weil sie ein Plateau der unerwünschten Gewichtsabnahme erreicht hat.

Ärzte bieten einen 7-tägigen Mahlzeitenplan an, der Ihnen hilft, wieder normal zu werden, sowie Tipps zur Eindämmung Ihres Kohlenhydratverlangens, zum Umgang mit Saboteuren und zur Identifizierung versteckter Kohlenhydrate und Zucker.

Zuerst erklären die Hellers, dass übergewichtige Menschen und Menschen mit guten Zähnen sich physiologisch von natürlich dünnen Menschen unterscheiden und sich nicht mehr selbst für ihre Gewichtsprobleme verantwortlich machen müssen. Zu verstehen, was Ihr Körper zum Abnehmen braucht - und was Sie vermeiden müssen -, wird Ihnen nur helfen, Ihre Ziele früher zu erreichen.

Der 7-tägige Diätplan, den sie vorschlagen, hilft, den Insulinspiegel wieder ins Gleichgewicht zu bringen, das Verlangen zu dämpfen und den Körper wieder in den Fettverbrennungsmodus zu versetzen. Sobald dies geschehen ist, können Sie zu Ihrem kohlenhydratarmen Plan mit neuen Erkenntnissen zurückkehren, wie Sie die häufigsten Gefahren vermeiden können. Es gibt 7

Schritte, die jeden Tag um einen Schritt ergänzt werden. Das sind sie:

1. Füge jeder Mahlzeit und jedem Snack ein kohlenhydratarmes Protein hinzu.

2. Füge kohlenhydratarmes Gemüse und/oder Salate zum Mittagessen, Abendessen und Snacks hinzu.

3. Fügen Sie eine gute Portion kohlenhydratarmes Protein, Gemüse und/oder Salate in Bezug auf die kohlenhydratreichen Lebensmittel hinzu, die Sie vielleicht essen.

4. Essen Sie alle Ihre kohlenhydratarmen Proteine, Gemüse und Salate, bevor Sie Ihre kohlenhydratreiche Mahlzeit essen.

5. Essen Sie nur Low-Carb-Snacks. Sparen Sie kohlenhydratreiche Lebensmittel für die Mahlzeit.

6. Essen Sie nur kohlenhydratarme Lebensmittel bei allen Snacks und bei einer Mahlzeit.

7. Essen Sie nur kohlenhydratarme Lebensmittel bei allen Snacks und bei zwei Mahlzeiten.

Nach erfolgreicher Durchführung dieser Schritte für 7 Tage können Sie zum kohlenhydratarmen Plan Ihrer Wahl zurückkehren. Sie schlagen auch vor, dass Sie Zuckeraustauschstoffe vermeiden, wie sie in der Ernährung vorkommen: Schwänze, die Ihnen helfen, auf Ihrem Diätplan zu bleiben.

Darüber hinaus wird jeder mit niedrigem Kohlenhydratgehalt ermutigt, in seinen Mahlzeiten in Richtung Kohlenhydrate zu essen. Auf diese Weise werden sie zunächst mit Proteinen und den niedrigsten Stärkekohlenhydraten gefüllt.

Schließlich können Sie die stärkste Stärke- und Kohlenhydratmahlzeit auf Ihrem Teller genießen. Dies wird Ihnen helfen, sich zu füllen und weniger von den Lebensmitteln zu essen, die Ihnen Probleme bereiten können. Darüber hinaus, sobald kohlenhydratreiche Lebensmittel Ihren Körper erreichen, werden sie so sehr damit beschäftigt sein, das Protein und die Ballaststoffe, die Sie gegessen haben, abzubauen, dass Sie die schlechten Kohlenhydrate, die Sie konsumiert haben, langsamer verdauen werden.

➢ *Leben mit geringer Kohlenhydratzufuhr*

Geschrieben von Fran McCullough, Autor des Low-Carb Cookbook, verspricht der lange Untertitel dieses Buches zu lehren: "Alles, was Diätetiker wissen müssen, um einen dauerhaften Erfolg zu erzielen, einschließlich: Strategien zur Kontrolle von Bingetrinken und Verlangen, Umgang mit plötzlicher Gewichtszunahme und geheimen Stoffwechselwaffen.

Dieses Buch ist eine Ergänzung zur kohlenhydratarmen Ernährung Ihrer Wahl und soll Ihnen Tipps und Tricks geben, um den Weg zum kohlenhydratarmen Erfolg sanfter und viel weniger hügelig zu gestalten.

Dieser Band enthält Quellen für kohlenhydratarmes Brot und andere Produkte und wie man Gemüse so schmecken lässt, wie Pasta. Es gibt auch Tipps für verschiedene Küchenutensilien, die Ihnen das Leben erleichtern können, und Vorschläge zur Aufbewahrung einer kohlenhydratarmen Speisekammer.

McCullough bietet auch Vorschläge für

kohlenhydratarme Ernährung in einem sehr aktiven Lebensstil. In Europa gibt es zum Beispiel Tipps zum Campen oder Rucksackfahren. Es gibt auch Vorschläge für die Bewältigung Ihres Kohlenhydratbedürfnisses mit kohlenhydratarmen Ersatzstoffen.

Gib zum Beispiel ein einfaches Rezept für eine Pizza ohne Kruste und Kartoffelschalen. Es gibt sogar einen Vorschlag für einen Eiersatz, der Milch und Obst beinhaltet.

Obwohl McCullough am Anfang dieses Buches viele der grundlegenden Konzepte der kohlenhydratarmen Ernährung bespricht, gibt er hauptsächlich Tipps, Tricks und Rezepte. Suchen Sie hier nicht nach den Grundlagen der Ernährung.

Praktische Tipps für den Erfolg

Diäten sind nicht einfach. Wenn es so wäre, wären wir wahrscheinlich alle dünn. Da wir es nicht sind, hier sind einige Tipps, die erfolgreiche Menschen verwenden, um Gewicht zu verlieren, damit auch andere davon profitieren können.

- **Praktische Hinweise: Trinken Sie 8 auf 10 Vasen Wasser pro Tag.**

Okay, für viele Leute ist das ein großes Problem. Wasser schmeckt im Allgemeinen nicht so gut, weil Wasser nicht wirklich nach etwas "schmeckt". 8 bis 10 Mal am Tag Wasser zu trinken ist umso einfacher, je mehr man es tut. Es geht einfach darum, Ihre Geschmacksnerven und sich selbst zu pflegen, um es einfacher zu machen.

Sobald du anfängst, wirst du anfangen, dich nach Wasser zu sehnen.

Zu Beginn solltest du morgens gleich morgens, bevor du isst, ein Glas Wasser trinken. Dies ist wahrscheinlich das einfachste Glas, das Sie den ganzen Tag trinken werden und wird Ihnen helfen, sich daran zu erinnern, den ganzen Tag lang Wasser zu trinken. Besser noch, warum nicht zwei Gläser trinken?

Wenn Sie wirklich nicht den Geschmack von Wasser ertragen können, versuchen Sie es mit einem Wasseraufbereiter Krug oder Filter. Du kannst auch ein paar Tropfen Zitrone oder Limette in dein Wasser geben, aber ohne Zucker oder

Süßstoff. Eis hilft auch.

Schauen Sie sich auch das aromatisierte Wasser auf dem Markt an. Seien Sie einfach auf der Suche nach Additiven.

• *Praktische Hinweise:* DESAYUNAR

Lass das Frühstück nicht aus. Wenn du früher ins Bett gehen musst, damit du jeden Morgen 20 Minuten früher aufstehen kannst, tu es! Das Frühstück ist sehr wichtig für Ihre Gesundheit und Gewichtskontrolle. Laut Dr. Barbara Rolls, Professorin für Ernährung an der Penn State University, "verlangsamt sich Ihr Stoffwechsel im Schlaf, und er beschleunigt sich nicht, bis Sie wieder essen.

Das Frühstück ist nicht nur gut für die

allgemeine Gewichtsabnahme, sondern es wird Ihnen helfen, den Rest des Tages mit Ihrer Ernährung auf dem richtigen Weg zu bleiben. Es ist wahrscheinlicher, dass Sie sich zu etwas Süßem und der Gruppe "Brot" hingezogen fühlen, wenn Sie das Frühstück auslassen.

Sie können jederzeit ein paar hart gekochte Eier im Kühlschrank oder eine kleine Frucht mit hohem Faser- und niedrigem Stärkegehalt aufbewahren. Wenn Sie planen, den ganzen Tag Obst zu essen, ist das Frühstück die perfekte Zeit dafür.

- ***Praktische Ratschläge: ESSEN SIE MINDESTENS 3 Mahlzeiten und 2 KÜHLUNGEN JEDEN TAG.***

Dies kann eine der schwierigsten

Anpassungen sein. Schließlich bist du beschäftigt! Du hast bereits einen vollen Teller. Wann hast du Zeit, dich darum zu kümmern, deinen Teller mit häufigeren Mahlzeiten zu füllen?

So wie das Frühstück den Stoffwechsel anregt, so wird es auch dazu führen, dass Sie öfter essen. Dies wird Ihnen auch helfen, Ihre Aufnahme von schlechten Kohlenhydraten zu reduzieren, indem Sie sicherstellen, dass Ihre Snacks geplant sind und regelmäßig den ganzen Tag über stattfinden.

In Wirklichkeit dauert es nur eine minimale Investition der Planungszeit im Lebensmittelgeschäft und zu Hause jeden Morgen, bevor Sie jeden Tag gehen, um einige gesunde Nahrungsmittelwahlen zu treffen und einige gesunde Snacks und Mahlzeiten zuzubereiten. Für Vorschläge, siehe einfach die Liste der Snacks und

Vorspeisen unten.

- **Praktische Hinweise: VERMEIDEN SIE WEISSE LEBENSMITTEL.**

Dies ist eine einfache Möglichkeit, sich daran zu erinnern, was man nicht essen sollte. Wenn es aus Zucker, Mehl, Kartoffeln, Reis oder Mais besteht, sagen Sie einfach nein. Das Erinnern an diese Faustregel wird es einfacher machen, diese Reiskuchen als ungesunden, kohlenhydratreichen Snack zu erkennen.

Suchen Sie immer nach buntem Obst und Gemüse, um weiße zu ersetzen. Kaufen Sie Brokkoli, Kopfsalat, Paprika, grüne Bohnen und Erbsen, braunen Reis in Maßen, grünes Blattgemüse wie Grünkohl und Spinat, Äpfel, Melonen, Orangen und Trauben.

Diese Lebensmittel sind nicht nur bunt, sondern auch reich an Ballaststoffen, Nährstoffen und wichtigen Antioxidantien. Das Essen von buntem Obst und Gemüse wird Ihrer Ernährung Abwechslung verleihen und zusätzliche gesundheitliche Vorteile bieten.

- ***Praktische Hinweise: ESSEN SIE IHRE GEMÜSE***

Es ist so einfach, eine kohlenhydratarme Ernährung als Ausrede für eine schlechte Ernährung zu verwenden. Widerstehen Sie dieser Versuchung. Wenn das einzige Gemüse, das Sie in den letzten 5 Jahren gegessen haben, die Kartoffel war, ist jetzt ein guter Zeitpunkt, um mit anderem Gemüse zu experimentieren. Dies ist wichtig für Ihre allgemeine Gesundheit und um einige unangenehme

Nebenwirkungen zu vermeiden, wenn Sie nicht genügend Ballaststoffe in Ihrer Ernährung aufnehmen.

Wenn du dich genügend anstrengst, wirst du Gemüse finden, das du gerne essen wirst. Experimentieren Sie mit gegrilltem Gemüse und kochen Sie mit echter Butter für den Geschmack. Sie können auch im Internet oder in Kochbüchern nach neuen Rezepten suchen.

Denken Sie daran, wenn Sie nur 40 Gramm Kohlenhydrate pro Tag oder weniger essen, zwei Tassen grüner Salate enthalten nur etwa 5 Gramm Kohlenhydrate. Du hast keine Ausrede, dein Gemüse nicht zu essen.

- ***Praktische Ratschläge: Bereiten Sie Ihre eigene***

Nahrung so gut wie möglich vor.

Während immer mehr Restaurants kohlenhydratarme Gerichte anbieten, sind viele von ihnen immer noch nicht die beste Wahl. Es gibt viele Rezepte für eine schnelle und einfache Zubereitung.

und einfache Mahlzeiten, die Sie zu Hause selbst zubereiten können. Versuchen Sie, dies so oft wie möglich zu tun.

Wenn Sie Ihre eigenen Lebensmittel kochen, wissen Sie genau, was der Inhalt ist und können versteckten Zucker und verarbeitete Lebensmittel auf andere Weise besser kontrollieren.

Ein weiterer Vorteil sind langfristige

Kosteneinsparungen. Selbst wenn Sie öfter zum Lebensmittelgeschäft gehen müssen, sparen Sie eine beträchtliche Menge pro Mahlzeit, anstatt in Restaurants und Schnellimbissen zu essen.

Es wird auch einfacher sein, Ihre Ernährung mit Ihren eigenen Lieblings-Frischkostauswahlen zu erhalten.

- **Praktischer Rat: Investieren Sie in eine gute Ausstattung von Lebensmittellagerzellen.**

Mit Vorratsbehältern in verschiedenen Größen können Sie Ihre Mahlzeiten und Snacks viel einfacher planen. Wenn Sie Nüsse, Früchte und Gemüse in großen Mengen kaufen, können Sie sie einfach zubereiten, trennen und für eine einfache spätere Verwendung aufbewahren.

So können Sie beispielsweise Äpfel und Snacks für mehrere Tage vorschneiden. Einfach schneiden, mit Ananas- oder Zitronensaft abspülen und wegräumen. Dies wird ein schneller und einfacher Snack für später sein.

Bereiten Sie Ihr Mittagessen vor und nehmen Sie es mit zur Arbeit. Besser noch, bereiten Sie Ihr Mittagessen und zwei Sandwiches für die Arbeit vor.

- ***Praktische Ratschläge: ESSEN SIE EINIGE PROTECTED IN JEDER ERNÄHRUNG UND AS TENTEMPIE.***

Zusätzlich zu allem, was oben besprochen wurde, hilft Ihnen der Verzehr von Protein, mehr Kalorien zu verbrennen. Jeff Hample, Ph.D., R.D., ein Sprecher der American Dietetic Association, sagt: "Protein besteht in erster Linie aus Aminosäuren, die für Ihren Körper schwerer zu zerlegen sind, so dass Sie mehr Kalorien verbrennen, um sie loszuwerden.

Denken Sie nur daran, dass das Essen eines proteinreichen Snacks Ihnen helfen kann, Gewicht zu verlieren: Wie wäre es mit ein paar Scheiben Truthahn oder Schinken oder ein wenig geriebenem Käse?

Der Verzehr von Protein hilft Ihnen auch, sich satt zu fühlen, so dass Sie sich weniger nach einem ungesunden Snack sehnen.

- **_Praktischer Rat: Trinken Sie_ _EIN GLAS WASSER NACH JEDEM BOCADILLO._**

Dies wird Ihnen helfen, 8 bis 10 Gläser Wasser pro Tag zu trinken, kann aber auch andere Vorteile haben: Haben Sie sich jemals nach dem Verzehr einer Handvoll oder einer Standardportion Nüsse hungrig gefühlt? Versuchen Sie es später mit Trinkwasser. Wasser hilft Ihnen, sich satt zu fühlen und Überbeanspruchung zu vermeiden.

Das Trinken von Wasser nach einem Snack wird auch helfen, den Geschmack aus dem Mund zu nehmen und kann helfen, den Wunsch nach mehr zu zügeln.

- **_Praktische Ratschläge: Langsam essen und genießen._**

Du wirst dich voller und zufriedener fühlen, wenn du dir die Zeit nimmst, dein Essen zu genießen und es langsamer zu kauen. Gewöhnen Sie sich nicht daran, im Stehen zu essen oder schnell zu essen. Setz dich hin und kaue.

Langsamer zu essen hilft Ihnen, Ihr Essen mehr zu genießen, darauf zu achten, was Sie wirklich essen, und eine bessere Vorstellung davon zu bekommen, wann es voll ist.

- ***Praktischer Rat: Iss die größten Mahlzeiten früh und die kleinsten spätestens.***

Sie werden sich besser fühlen und schneller abnehmen, wenn Sie ein großes Frühstück und ein kleineres Abendessen genießen. Sie können auch die meisten Ihrer Kohlenhydrate früher am Tag essen, indem Sie einen Salat und mageres Fleischprotein zum Abendessen sparen.

Das Essen größerer Mahlzeiten während des Teils des Tages, in dem Sie am aktivsten sind, wird Ihnen helfen, sich den ganzen Tag über satt zu fühlen und ungesundes Verlangen nach Snacks einzudämmen.

- ***Praktische Ratschläge: CONSIDER SALMON ODER HORSE MEAL FOR BREAKFAST.***

Ja, das mag seltsam erscheinen, aber es ist eine Möglichkeit, mit Omega-3-Fettsäuren zu arbeiten, die gut für Sie sind und Ihrer täglichen Ernährung etwas Abwechslung verleihen. Nach ein paar Monaten können Sie es leid sein, Eier und

Speck zum Frühstück zu essen. Der Ersatz von Fisch gibt Ihnen die gesunden Fischproteine und Fischöle, die Sie benötigen.

Sie können Lachs oder Makrele auf Kroketten probieren, um einen gesünderen Wurstersatz zu erhalten. Oder Sie können einfach den kalten Lachs, der am nächsten Morgen übrig geblieben ist, mit Dillsauce essen.

- ***Praktische Hinweise: LECHUGA-Blätter am Ort des Gebräuches verwenden.***

Dieser Ratschlag mag zunächst etwas seltsam erscheinen, aber wenn Sie ihn ausprobieren, werden Sie ihn wahrscheinlich lieben. Anstatt Brot und Brötchen mit ihren Sandwiches und Hamburgern zu essen, warum probieren

Sie nicht Salatblätter?

Sie können einen doppelten Cheeseburger mit Zwiebeln, Gurken und Tomaten zubereiten, die in ein ganzes Blatt Salat eingewickelt sind. Oder du kannst Sandwiches mit Salat anstelle von Tortilla und Brot machen.

Dies wird dazu beitragen, Ihre gute Kohlenhydrat- und Ballaststoffaufnahme zu erhöhen und Ihnen gleichzeitig mehr Abwechslung in Ihrer Ernährung zu bieten.

- ***Praktischer Rat: ESSEN SIE EINE FRÜCHTE DESSERTRE***

Okay, wir alle wollen irgendwann mal ein kleines Dessert, aber wie kommt es, dass du dein Dessert und deine Low-Carb-

Diät auch hast, warum probierst du nicht Käse mit Obstscheiben oder Beeren?

Noch besser, warum probieren Sie nicht die Beerencreme? Kannst du überhaupt süße Ananas oder Erdbeeren mit Hüttenkäse probieren?

Beeren sind süß und reich an Ballaststoffen und Nährstoffen und Milchprodukte sind reich an Proteinen. Wenn es Ihr kohlenhydratarmer Plan zulässt, ist dies eine süße und leckere Alternative zu den eher zuckerhaltigen Desserts.

Ein zusätzlicher Vorteil ist, dass das Protein in Milchprodukten und die Ballaststoffe in frischen Früchten diese Desserts voller machen.

- ***Praktischer Ratschlag:
Holen Sie sich Ihren frischen
Obstsorten ohne ausdrücklichen
Hinweis.***

Fruchtsaft kann als Ersatz für Softdrinks sehr verlockend sein, aber wie gesund ist Fruchtsaft? Wenn Sie die Etiketten lesen, werden Sie bald feststellen, dass es in vielen der kommerziellen Säfte, die in Ihrem lokalen Supermarkt erhältlich sind, sehr wenig Fruchtsaft gibt.

Was Sie finden werden, ist viel Zuckerwasser und andere Zutaten, warum nicht den Saft weglassen und ein Stück frisches Obst essen? Frische Früchte enthalten nicht nur weniger Zucker als Säfte, sondern auch Ballaststoffe, die gut für Sie sind und Ihnen helfen, sich länger voller zu fühlen.

Fast täglich kommen neue Shakes und Mahlzeitenersatzriegel auf den Markt. Diese Smoothies und Riegel können als gesund bezeichnet werden, aber fast jeder, einschließlich Zone Perfect Riegel, enthält hydriertes Öl und Süßstoffe.

Also sei vorsichtig. Vor allem Riegel können nur geringfügig gesünder sein als ein Snickers-Schokoladenriegel. Gelegentlich sind sie vielleicht nicht so schlecht für dich, aber in der Regel willst du wahrscheinlich nicht jeden Tag einen Milchshake oder einen Mahlzeitenersatzriegel genießen.

- ***Praktischer Rat: WENN es klingt, um wahr zu sein, wird es wahrscheinlich nicht wahr sein.***

Low-Carb Donuts und Muffins? Sie können diese vorverpackten Produkte mit kohlenhydratarmen Etiketten in Ihrem Lebensmittelgeschäft in der Nähe und in vielen kohlenhydratarmen Lifestyle-Läden finden. Das bedeutet nicht, dass du dir angewöhnen solltest, sie zu essen.

Obwohl kohlenhydratarme Kuchen verlockend sein können, denken Sie daran, dass sie immer noch alle üblichen verdächtigen Kohlenhydrate enthalten: Zucker oder einen Zucker- und Mehlersatz.

Sie können gesünder sein als typische Muffins als gelegentliches Vergnügen, aber denken Sie daran, die grundlegenden

Tipps für einen anhaltenden Erfolg mit niedrigen Kohlenhydraten zu befolgen.

- ***Praktische Hinweise: SUPERMARKT***

Es ist einfacher, sich an seinen Low-Carb-Lebensstil zu halten, wenn Sie den roten Faden in allen Designs von Lebensmittelgeschäften kennen: Gesunde Lebensmittel befinden sich in den Gängen am Rande.

Denken Sie darüber nach, wenn Sie in den Lebensmittelgeschäft gehen, sind alle gesunden Dinge, Obst, Gemüse, Fleisch und Milchprodukte um die Wände der Geschäfte herum angeordnet.

Es ist selten notwendig, die zentralen Gassenbereiche der wenigen Geschäfte zu betreten, die Butter und Käse in der Mitte in der Nähe von Tiefkühlkost lagern. Für die meisten von allen Lebensmitteln, die Sie für Ihre kohlenhydratarme Ernährung benötigen, finden Sie am Rand des Lebensmittelgeschäfts.

Trainiere dich selbst, an einem Ende des äußeren Gangs anzufangen und nach deinem Geschmack zu arbeiten. Es wird viel einfacher sein, Kohlenhydratverlangen zu vermeiden und Ihren Korb mit gesunden Gegenständen zu füllen, wenn Sie das tun.

- ***Praktische Hinweise: INVEST IN GOOD KITCHEN BOOKS investieren.***

Weißt du nicht, was du essen sollst? Braucht er Abwechslung in seiner Ernährung? Suchen Sie nach einem

Kochbuch. Natürlich ist nicht jedes Rezept in einem Kochbuch kohlenhydratarm, aber Sie werden erstaunt sein, wie viele kohlenhydratarme und kohlenhydratarme Rezepte Sie in Ihrem Standard-Kochbuch von Betty Crocker finden können.

Kochbücher sind ausgezeichnete Nachschlagewerke, die oft praktische Tipps für den Kauf von Fleischteilen und die Zubereitung von Fleisch, Obst und Gemüse auf neue und spannende Weise enthalten.

Darüber hinaus sind die neuen Low-Carb-Kochbücher ständig auf dem Markt. Nutzen Sie also diese Ressourcen, um etwas Neues, Anderes und Köstliches auszuprobieren.

Wir können es nicht alle die ganze Zeit richtig machen. Selbst der gewissenhafteste Mixer kann in seiner Ernährung einige gesunde Vitamine, Mineralien und Spurenelemente verlieren. Um sicherzustellen, dass Sie alles bekommen, was Sie brauchen, sollten Sie ein gutes Multivitaminpräparat einnehmen.

Konsultieren Sie zuerst Ihren Arzt für Empfehlungen und Sie sollten auf Anämie getestet werden, um zu sehen, ob Sie ein Vitamin mit Eisen benötigen. Je länger Sie jedoch kohlenhydratarm essen und je mehr rotes Fleisch Sie essen, desto weniger Anämie wird ein Problem sein und Sie können Vitamine mit weniger Eisen aufnehmen.

Dein Erfolg hängt ganz von dir ab.
Angenommen, Sie sind ein gesundes
Individuum, wird Ihr Körper seinen Teil
dazu beitragen. Denken Sie einfach daran,
sich an den Low-Carb-Diätplan zu halten,
der für Sie richtig ist, und fügen Sie Ihren
Mahlzeiten etwas Abwechslung hinzu, um
Ihnen zu helfen, Ihren Gesundheits- und
Gewichtsabnahmezielen treu zu bleiben.

Rezepte und Menüideen

Eine der Herausforderungen bei kohlenhydratarmen Diäten besteht darin, dass es oft schwierig ist, appetitliche und preiswerte Snackmöglichkeiten zu finden. Dies gilt insbesondere, wenn Sie ein begrenztes Budget haben und es sich nicht leisten können, spezielle vorverpackte Lebensmittel zu kaufen. Ein weiteres Hindernis bei der Zubereitung von kohlenhydratarmen Snacks und Mahlzeiten ist die Suche nach Zutaten, die appetitlich sind und nach ein paar Tagen keine Langeweile aufkommen lassen.

Kohlenhydratarme Diätetiker müssen bei ihren Ernährungsentscheidungen kreativ sein. Es ist einfach, sich auf Lebensmittel zu konzentrieren, die nicht erlaubt sind. Zu oft scheinen Lebensmittel, die nicht erlaubt sind, unser Hauptziel zu sein. Es gibt jedoch viele Möglichkeiten für Fast Food und Snacks vor unseren Augen, wenn wir sie kreativ betrachten.

Bestimmte Lebensmittel eignen sich zum Snacken und auch als Grundlage für eine herzhafte Mahlzeit. Zum Beispiel Huhn. Hühnerbrust kann gegrillt und mit mehreren stärkearmen und ballaststoffreichen Gemüsen für ein nahrhaftes Abendessen gegessen werden. Kalt geschnittene Hühnerbrüste können auch ein appetitanregender Renn-Snack sein. Hier sind einige Ideen für Schnellgerichte und Take-away-Snacks.

Stellen Sie sicher, dass Ihre Auswahl mit dem kohlenhydratarmen Plan Ihrer Wahl kompatibel ist und in Ihrer Planphase erlaubt ist. Genießen Sie diese Speisen allein als Snacks oder als Teil eines Hauptgerichts:

Aperitifs und Snacks

- ✓ KÄSETRAUBEN IN APFELSTREIFEN
- ✓ TROCKENFRÜCHTE THUNFISCHKONSERVEN HUHN IN DOSEN
- ✓ GARNELEN PROSCUITTO MIT COCKTAILSAUCE
- ✓ ORANGEN
- ✓ SELLERIESTANGEN UND EDAMAME ERDNUSSBUTTER (SOJABOHNEN)
- ✓ KICHERERBSEN-HUMMUS
- ✓ HART GEKOCHTE EIER FETTARMER JOGHURT
- ✓ ZUCKERFREIE APFELSAUCE FETTARME MILCH
- ✓ KAROTTEN IN SCHEIBEN GESCHNITTENE PUTENKIRSCHTOMATEN

✓ GURKE MIT ZUCKERFREIEM DRESSING / GESCHNITTENER GEFRORENER PAPRIKA
✓ ROASTBEEF FRÍO
✓ SARDINEN
SCHWEINESCHALEN CECINA AUSTERN SPECKSTREIFEN

FRÜCHTFUNKTION

✓ 1 ½ Tassen Erdbeersaft oder gemahlene Erdbeeren
✓ ½ Tasse Orangensaft
✓ ¼ Tasse Grapefruitsaft
✓ 1 Esslöffel Zitronensaft
✓ 1½ Tassen mit abgefülltem Wasser (oder Leitungswasser)
✓ 1 lb. gefrorene weiße Trauben (entkernt)

Alle Zutaten in einem großen Krug mischen, außer Trauben. Gefrorene Trauben als Eiswürfel verwenden, ausgießen und servieren.

LECKERER TOMATENGENUSS

- ✓ 2 Tassen Tomaten- oder Gemüsesaft 2 Esslöffel Zitronensaft
- ✓ 1 Teelöffel Worcestershire-Sauce
- ✓ ½ Teelöffel Meerrettich
- ✓ Ein paar Tropfen unserer Lieblingssauce.

Eiswürfelschale gefüllt mit Wasser, bestreut mit Zitronensaft in jedem Eiswürfelschacht.

Legen Sie die Eiswürfelschale in den Gefrierschrank, um sich zu setzen und Eiswürfel mit Zitronenaroma herzustellen. Alle anderen Zutaten in einem Krug vermengen. Umrühren und über Zitroneneiswürfel servieren.

GESCHLAGENE GELATINE

BEHANDLUNG

- ✓ 1 Päckchen zuckerfreie Gelatine, Ihre Lieblingssorte 2/3 Tasse kochendes Wasser
- ✓ 2 Tassen Eiswürfel
- ✓ 1 Schale gefrorene Peitschenhaube, aufgetaut Lieblingsnüsse nach Belieben

Die Gelatine in kochendem Wasser auflösen. In die Mischschüssel geben. Eiswürfel hinzufügen und umrühren, bis die Zutaten dicker werden. Entfernen Sie alle verbliebenen Eiswürfel.

Mit Schlagsahne vermischen und kräftig umrühren, bis alles glatt ist. Mit einem Löffel auf Tellern servieren. Dekorieren Sie es mit Ihren Lieblings-Nüssen.

- ✓ <font color=#38B0DE>-=½=- Proudly Presents
- ✓ 1 Teelöffel Zimt
- ✓ <font color="#ffff00">-=½=- sync:ßÇÈâÈâÈâÈâ
- ✓ ¼ Tasse brauner Zucker
- ✓ GESCHMACKVOLLE PECANS

Den Ofen auf 350 Grad erhitzen. Gebratene Pekannüsse 10 Minuten.

In einer Rührschüssel mischen: Zimt, brauner Zucker und Margarine. Über geröstete Walnüsse gießen. Die Muttern auf ein Backblech legen und auf jeder Seite 10 Minuten backen, dabei einmal wenden.

OMELETT MIT PILZEN UND SPARGEL

- ✓ 2 Eier
- ✓ 2 Esslöffel Wasser
- ✓ 3 Stiele frischer Spargel, Stiel entfernt

✓ ¼ Tasse geschnittene weiße Champignons

✓ ¼ Becher geriebener fettarmer Mozzarella-Käse, gerieben

Kleine Pfanne mit Antihaft-Ölspray besprühen und bei mittlerer Hitze erhitzen. Die Eier und das Wasser leicht schlagen (von Hand ist gut). Wasser-Ei-Gemisch in die Pfanne gießen.

Wenn die Oberseite fest ist, den Spargel, die Pilze und den Käse in die Hälfte der Tortilla geben. Verdoppel die andere Hälfte. Servieren.

BROKKOLI MIT KÄSE UND KNOBLAUCH

✓ 1 Pfund Brokkoliblüten 2 Zehen Knoblauch, gehackt

✓ 2 Esslöffel natives Olivenöl extra

✓ ¼ Tasse geriebener Frischkäse
(Ihre Lieblingssorte)

Brokkoli in 2 Zoll Wasser für 2 Minuten dämpfen. Entleeren. Olivenöl in einer Pfanne bei mittlerer Hitze erhitzen und unter Rühren den Boden der Pfanne bedecken. Knoblauch zugeben und anbraten, bis es duftet (ca. 1 Minute).

Brokkoli zugeben und unter ständigem Rühren ca. 4 Minuten anbraten. Die Pfanne vom Herd nehmen. Käse über Brokkoli streuen. Leichte Erschütterung.

MANDELN MIT BUTTER UND GRÜNEN BOHNEN

✓ 1 Pfund grüne Bohnen 3 Esslöffel Butter
✓ ½ Tasse gehackte Mandeln Salz und Pfeffer nach Belieben

Die grünen Bohnen in etwas Salzwasser

ca. 5 Minuten garen. Entleeren. In einer
Pfanne die Mandeln unter ständigem
Rühren 2 Minuten lang in Butter anbraten.
Grüne Bohnen dazugeben und unter
ständigem Rühren weitere 2 Minuten
anbraten.

CREMIGER BLUMENKOHL

- ✓ 1 Pfund Blumenkohlsträuße
- ✓ ¼ Tasse geriebener Käse
(Parmesan oder Ihr Favorit)
- ✓ ¼ Tasse Schlagsahne 1
Esslöffel weiche Butter
- ✓ ¼ Teelöffel Salz
- ✓ 1/8 Teelöffel Pfeffer

Blumenkohl in 2 Zoll Wasser für ca. 18
Minuten oder bis zur Zartheit dämpfen.
Bei Bedarf während des Dampfgarens
Wasser hinzufügen). Entleeren.

In einem Mixer oder einer
Küchenmaschine Blumenkohl pürieren.

Füge weitere Zutaten hinzu. Leicht vermischen. Auf eine abgedeckte Platte legen und kühl stellen. Kann bei geringer Hitze wieder erwärmt werden.

FLEISCHBÄLLCHEN

- ✓ ½ Pfund gemahlenes Schweinefleisch 1 Pfund gemahlenes Huhn
- ✓ 1 kleine Zwiebel, fein gehackt 1 Ei
- ✓ 2 Knoblauchzehen, gehackt 2 Esslöffel gehackter Dill
- ✓ 2 Esslöffel Rapsöl
- ✓ Salz und Pfeffer nach Belieben
- ✓ Den Ofen auf 375 Grad vorheizen. In einer Schüssel alle Zutaten außer Öl mischen.
- ✓ Das passt gut zusammen. Mit der Mischung etwa 12 Fleischbällchen zubereiten.

Öl in einer Pfanne bei mittlerer Hitze und braunen Fleischbällchen erhitzen. Pfanne

umfüllen (oder Fleischbällchen auf Keks-
oder Backblech legen) und 15 Minuten
lang oder bis zur vollständigen
Zubereitung backen.

LISTE DER JOES

- ✓ 1 Pfund Hackfleisch
- ✓ 2 Esslöffel gehacktes Zwiebel-
Salz und Pfeffer nach Belieben
- ✓ ½ Teelöffel Knoblauch
- ✓ 1 Tasse zerkleinerte Tomaten
- ✓ 3 Esslöffel brauner Zucker
- ✓ 1 Teelöffel Worcestershire-
Sauce
- ✓ kohlenhydratarme (oder
zumindest alles andere als weiße!)
Brötchen oder Salatblätter

Das Fleisch anbraten und abtropfen
lassen. Reduziert das Feuer auf niedrig.
Fügen Sie die restlichen Zutaten hinzu.
Langsam ca. 10 Minuten garen und auf

Vollkorn- oder Mehrkornrollen oder Salatblättern servieren.

GEFÜLLTES HÄHNCHEN

- ✓ 4 entbeinte, hautlose Hühnerbrüste (in zwei Teile geteilt) Parmesankäse (nach Belieben bestreuen)
- ✓ 1 ½ Tassen gehackte Pilze 1 Tasse Hühnerbrühe
- ✓ 2 Esslöffel geröstete rote Paprika, gehackt 1 Esslöffel Wasser
- ✓ 1 Knoblauchzehe, gehackt
- ✓ ¼ Teelöffel getrockneter Majoran, zerkleinert 1 Teelöffel Speiseöl

Die Füllung herstellen, indem man Pilze, Knoblauch, Pfeffer und Majoran in einer Pfanne mit fettfreiem Kochspray kombiniert. Wenn die Pilze weich sind, fertig.

Mache eine Öffnung in den Hühnerstücken, um eine Tasche zu schaffen. Füllen Sie die soeben gemachte Füllung und bestreuen Sie die Innentasche mit Käse. (Falls gewünscht, mit Zahnstochern verschließen).

Hähnchen beidseitig in einer Pfanne anbraten und in Öl kochen. Die Brühe hinzufügen. Bei mittlerer bis niedriger Hitze kochen, bis das Huhn innen nicht mehr rosa ist. Mit Brühe servieren, die über das Huhn gegossen wird.

Fazit

Ich wollte dir nur eins sagen:

Denke nur daran, dass nicht alles über Nacht passieren wird und dass es Zeit braucht, bis du eine Veränderung in deinem Leben zum Besseren siehst.

Jetzt ja, ich wünsche dir das Beste für deine Ergebnisse, und denk daran, alles ist praktisch; Theorie ohne Handeln nützt dir nichts. Es bringt alles, was man lernt, in das wirkliche Leben.

Eine große Umarmung, deine Freundin, Jessy!

Übrigens, wenn Sie Ihre Ergebnisse nach und nach erreichen, empfehle ich Ihnen sehr, wenn Sie viel mehr über Methoden zum Abnehmen erfahren wollen, empfehle ich Ihnen mein Buch "Wie man 10 BÜCHER DES GEWICHTS IN 10 TAGEN SCHNELL verliert", ein Buch, das Ihnen sicher viel auf dem Weg zu "guter Gesundheit" helfen wird. Ohne weiteres finden Sie es in der Amazon-Suchmaschine, wie: "Wie man in 10 Tagen schnell 10 Pfund Gewicht verliert" oder nach meinem Namen suchen, wie: "Jessy M. Brown"..... Ich wünsche Ihnen noch einmal viel Erfolg bei Ihren Ergebnissen!